LA DIETA FODMAP SIMPLIFICADA

La Mejor Dieta para Reparar la Digestión y Problemas Digestivos que Perjudican Nuestra Salud

ALEX GARRISON

© Copyright 2021 – Alex Garrison- Todos los derechos reservados.

Este documento está orientado a proporcionar información exacta y confiable con respecto al tema tratado. La publicación se vende con la idea de que el editor no tiene la obligación de prestar servicios oficialmente autorizados o de otro modo calificados. Si es necesario un consejo legal o profesional, se debe consultar con un individuo practicado en la profesión.

- Tomado de una Declaración de Principios que fue aceptada y aprobada por unanimidad por un Comité del Colegio de Abogados de Estados Unidos y un Comité de Editores y Asociaciones.

De ninguna manera es legal reproducir, duplicar o transmitir cualquier parte de este documento en forma electrónica o impresa. La grabación de esta publicación está estrictamente prohibida y no se permite el almacenamiento de este documento a menos que cuente con el permiso por escrito del editor. Todos los derechos reservados.

La información provista en este documento es considerada veraz y coherente, en el sentido de que cualquier responsabilidad, en términos de falta de atención o de otro tipo, por el uso o abuso de cualquier política, proceso o dirección contenida en el mismo, es responsabilidad absoluta y exclusiva del lector receptor.

Bajo ninguna circunstancia se responsabilizará legalmente al editor por cualquier reparación, daño o pérdida monetaria como consecuencia de la información contenida en este documento, ya sea directa o indirectamente.

Los autores respectivos poseen todos los derechos de autor que no pertenecen al editor.

La información contenida en este documento se ofrece únicamente con fines informativos, y es universal como tal. La presentación de la información se realiza sin contrato y sin ningún tipo de garantía endosada.

El uso de marcas comerciales en este documento carece de consentimiento, y la publicación de la marca comercial no tiene ni el permiso ni el respaldo del propietario de la misma.

Todas las marcas comerciales dentro de este libro se usan solo para fines de aclaración y pertenecen a sus propietarios, quienes no están relacionados con este documento.

Índice

Introducción	vii
1. ¿Para quién es esta dieta?	1
2. ¿Qué es la dieta baja en FODMAP?	9
3. Cómo crear tu plan personalizado	23
4. Plan de dieta de 7 días	29
5. Fase de eliminación	31
6. Fase de reto	47
7. Cómo vivir con un nivel bajo de FODMAP	61
8. Desayunos bajos en FODMAP	73
9. Almuerzos bajos en FODMAP	97
10. Cenas bajas en FODMAP	117
11. Aperitivos bajos en FODMAP	131
12. Ensaladas bajas en FODMAP	143
13. Postres bajos en FODMAP	155
Conclusión	165

Introducción

FODMAP es un acrónimo para el compuesto de palabras Fermentable Oligosacáridos Disacáridos Monosacáridos y Polioles. Estos términos, que pueden parecer extraños o muy técnicos, son el nombre de varios carbohidratos de cadena corta y alcoholes relacionados que, a veces, no se absorben bien en el intestino delgado, por lo que puede ocasionar problemas de salud.

Los FODMAP pueden provocar ciertas molestias digestivas en individuos que son hipersensibles a la distensión del intestino. Las personas que más padecen de estos síntomas molestos son quienes sufren del síndrome del intestino irritable (IBS, por sus siglas en inglés). Este trastorno provoca dolor en el abdomen y cambios en el colon.

Aunque no hay una causa clara para esta afección, puede presentarse después de una infección intestinal bacteriana o por parásitos, aunque también tiene otros detonantes como el estrés. Es un síndrome que se puede presentar a cualquier edad y, por sus síntomas, puede llegar a volverse molesto e incómodo, impidiendo así llevar una vida feliz y ordinaria. Otras enfermedades que implican afecciones intestinales y se pueden tratar complementa-

Introducción

riamente con una dieta FODMAP son el síndrome de colon irritable, colitis ulcerosa, enfermedad de Crohn y otras molestias gastrointestinales.

La dieta FODMAP es una herramienta que sirve para evitar que se presenten los síntomas al eliminar o reducir el consumo de los alimentos que los provocan. Aunque es un tratamiento efectivo, debe ser supervisado por un médico profesional, pues cada paciente tiene sus particularidades que deberá atender y así evitar complicaciones. Antes de comenzar la dieta baja en FODMAP, lo mejor es consultar a tu médico especialista y a un nutriólogo para que te oriente en los detalles y particularidades de tu afección médica y las posibles soluciones y tratamientos.

Hay que tomar en cuenta que esta dieta es un programa de varias semanas que sirve para excluir los alimentos FODMAP y luego reintroducirlos poco a poco, analizando los cambios en el cuerpo del paciente. Si bien puede ayudar a hacer cambios permanentes en la alimentación de la persona, para tener un estilo de vida más saludable y satisfactorio con platillos sabrosos, es muy importante considerar que es algo complementario a un tratamiento médico.

Este plan de dieta proporciona una alternativa al incluir una gran cantidad de alimentos amigables con las afecciones médicas mencionadas, por lo que te permitirá llevar una vida plena al comer de forma saludable, con los nutrientes necesarios y platillos deliciosos, sin tener que sacrificar tu bienestar intestinal.

Tener una enfermedad o malestar gastrointestinal no significa que tengas que sufrir toda tu vida, restringiendo tus alimentos y castigándote con platillos que no te gustan. La dieta FODMAP que te presentamos en este libro les brinda a los pacientes una opción alimenticia, con muchas recetas y consejos, para tener todos los nutrientes que necesitan sin sacrificar el sabor o el bienestar de su

Introducción

intestino. En estas páginas podrás encontrar toda la información que necesitas y un plan de dieta FODMAP que podría ser lo que de un giro positivo a tu vida.

1

¿Para quién es esta dieta?

Si sufres del síndrome de intestino irritable (IBS) y tienes síntomas de malestar digestivo crónico, entonces es muy probable que ya seas muy consciente de que tu elección alimenticia impacta de forma grave la presencia y la severidad de tus síntomas. Antes de que se descubriera la dieta FODMAP, reducir los alimentos que causaban los peores síntomas era un juego de adivinanzas complicado, cuando menos. Incluso hoy en día, muchas personas todavía sufren innecesariamente síntomas dolorosos que pueden ser aliviados fácilmente con el conocimiento adecuado. De hecho, se estima que solamente el diez por ciento de las personas que sufren de los síntomas de IBS son quienes en verdad buscan ayuda médica. Esto significa que hay una gran cantidad de personas allí afuera que sufren en silencio por dolores de problemas digestivos.

Incluso aquellos que realmente buscan ayuda para sus síntomas suelen terminar en un camino de consejo nutricionales que pueden hacer más daño que ayudar. Para ser justos, los variados síntomas de la severidad del IBS puede dificultar reconocer y tratar los síntomas con facilidad. Por ejemplo, muchas personas con IBS tienen que lidiar con diarrea crónica o constipación. Si acudes a un médico y describes solamente estos síntomas, tal vez te diga que añadas más fibra soluble a tu dieta. La fibra soluble es genial, además de ser beneficiosa para tu salud, a menos que tengas una cierta forma de **IBS** en el que eso pueda empeorar los síntomas. Alimentos como las manzanas y los panes de trigo con fibra fortificada son excelentes fuentes de fibra soluble. También están muy arriba en la lista de alimentos FODMAP. En esencia, los alimentos que estás comiendo para aliviar tus síntomas simplemente los están haciendo peores.

En parte, esto se debe a la educación que se les ha dado, pues a los médicos les enseñan a buscar primero la explicación más sencilla porque, por lo regular, es el diagnóstico correcto. En muchos casos, esto es algo bueno tanto para el doctor como para el paciente. ¿Es necesario pasar por el proceso y los costos de análisis de diagnóstico sofisticados si tu problema puede ser tratado fácilmente sin pasar por todo esto?

Esta filosofía ahorra tiempo a los médicos y a los pacientes, además de permitirle a los doctores comenzar más rápido el tratamiento. El problema es cuando el tratamiento no funciona y regresas buscando más respuestas.

Por ejemplo, si te dijeran que añadas más fibra soluble a tu alimentación, pero resulta que eso no ayuda con tus síntomas, sino que los empeora, entonces es momento de investigar más a fondo, dejando de lado el diagnóstico sencillo para encontrar la causa real de tu malestar. Para complicar más las cosas, no todos los médicos están completamente informados de los mecanismos fisiológicos involucrados con el **IBS** y, por lo tanto, ofrecen planes de tratamiento inadecuados.

Muchas personas con síntomas de **IBS** terminan frustrados o, peor, avergonzados, y dejan de buscar tratamiento después de que no funcionaron las sugerencias iniciales. Si ese es el punto en el que te encuentras en tu viaje, existe una gran probabilidad de que una dieta FODMAP pueda cambiar tu vida.

Existen teorías del porqué algunas personas sufren de esta inhabilidad para absorber FODMAP más que otras.

Sin embargo, todavía no sabemos la causa exacta, especialmente porque las posibles causas parecen variar de persona a persona. Se cree que en algunas personas existe un crecimiento exagerado de las bacterias que se encuentran en el intestino delgado. A esto se le conoce como sobrecrecimiento bacteriano en el intestino delgado (SIBO). En un intestino saludable, la población de bacterias permanece bastante estable, proporcionando solamente la cantidad justa para realizar el trabajo de forma efectiva. Para algunas personas, esta población crece y excede los niveles normales.

¿Recuerdas que dijimos que las bacterias y otros microbios realmente no son muy diferentes de nosotros respecto a cómo necesitamos alimento para sobrevivir y funcionar? En el caso de una población excesiva de microbios, tienes una gran población que está hambrienta y busca comida, la cual se puede escasa debido solamente al tamaño de la población.

Así pues, como mecanismo de supervivencia, esta sobrepoblación de bacterias trabaja más rápido y más ferozmente para fermentar las moléculas FODMAP antes de que incluso tengan la posibilidad de ser absorbidas.

. . .

Luego están las personas que carecen de las enzimas adecuadas para romper y absorber efectivamente los FODMAP antes de que lleguen al colon. Además, se sospecha que, tal vez, nuestro estilo de vida moderno puede tener en parte la culpa por el surgimiento de esta condición. El estrés, en particular el estrés crónico, se ha demostrado que rompe con el balance de la flora intestinal, lo que esencialmente afecta la forma en la que nuestro cuerpo procesa y absorbe los nutrientes.

Todas estas posibles causas solamente son posibles respuestas. En este punto, simplemente no es posible detectar el mecanismo exacto detrás de los síntomas digestivos de cada individuo y, debido a eso, necesitas una solución que primero trate todos los posibles detonantes en conjunto y luego te proporcione la oportunidad para detectar tus problemas individuales.

Así pues, si los alimentos altos en FODMAP causan tantos problemas digestivos, es seguro asumir que todo el mundo se puede beneficiar de un plan de dieta FODMAP, ¿no es así? La respuesta es que esta afirmación no es para nada cierta. La mayoría de alimentos que son eliminados del plan alimenticio bajo en FODMAP realmente son de un alto valor nutritivo. Si tienes un sistema digestivo saludable y estos alimentos no te causan un aumento de los síntomas del síndrome del intestino irritable y trastornos gastrointestinales funcionales (FGID), entonces no existe una razón en lo absoluto para evitarlos. De hecho, podría ser perjudicial para tu salud en general eliminar algunos de estos alimentos si no tienes una buena razón para hacerlo.

Esto significa que primero debes decidir si el plan FODMAP es tu mejor opción para la sanación. El primer paso para esto es hacer una cita con tu médico. Existe un análisis de sangre que tu médico puede pedir, el cual identifica los anticuerpos anti-CdtB y anti-vinculina. Estos anticuerpos suelen estar elevados en las personas que sufren de IBS a comparación de la población general.

Esta es una manera sencilla de ayudar a diagnosticar IBS, pero las probabilidades son que incluso con estos análisis, tu médico va a buscar criterios sintomáticos específicos, conocidos como criterios Rome III, para realizar un diagnóstico oficial.

Para comenzar, el IBS es algo que se llama diagnóstico por descarte. Esto significa que otras causas más sencillas necesitan ser descartadas antes de que se establezca esta diagnosis. Para que coincida con los criterios de diagnosis para IBS, un paciente debe manifestar lo siguiente:

Dolor y/o incomodidad abdominal recurrente por al menos tres días al mes por un periodo de al menos tres meses, más al menos dos de los siguientes criterios adicionales:

- Mejora de los síntomas con la defecación, presente por al menos tres meses con inicios de los síntomas con al menos con al menos seis meses antes de la diagnosis
- Cambio en la frecuencia del excremento, presente por al menos tres meses con inicios de los síntomas al menos seis meses antes de la diagnosis
- Cambio en la forma del excremento, presente por al menos tres meses con inicio de los síntomas al menos seis meses antes de la diagnosis

Como puedes ver, la diagnosis del IBS no es algo que se entrega cada paciente de reportar malestar digestivo, sino a aquellos pacientes que coinciden con unos criterios detallados. Por esta razón, sería irresponsable sugerir que hagas un autodiagnóstico y que te trates a ti mismo para el IBS. Este diagnóstico siempre debe ser realizado por un médico calificado. No obstante, si sigues experimentando problemas digestivos frecuentes, estás en todo tu derecho de tratar estos síntomas de la forma más natural y efectiva que sea posible, incluyendo ser consciente de los FODMAP y cómo afectan tu salud.

Si sólo experimentas problemas digestivos ocasionales, la dieta de eliminación de FODMAP puede no ser la adecuada para ti. Si tus síntomas son ocasionales y menores, tal vez quieras comenzar con un diario de alimentos, escribiendo todo lo que comes y bebes por un periodo de 30 a 60 días.

Cuando comes alimentos procesados, asegúrate de revisar la etiqueta nutricional y considera cualquier ingrediente alto en FODMAP, tal vez seas capaz de reducir la lista de alimentos que están causando sus síntomas ocasionales. En ese punto, puedes intentar modificar el programa FODMAP en donde solamente eliminas esos componentes que has reconocido como molestos.

Sin embargo, si tus síntomas de malestar digestivo son más frecuentes y severos, puede ser más difícil identificar tus detonantes por otro medio que no sea por modificaciones de tu alimentación. Puede ser que te beneficies de la dieta FODMAP si normalmente experimentas los siguientes síntomas:

- Dolor abdominal recurrente
- Calambres abdominales
- Cambio en los hábitos intestinales
- Diarrea frecuente
- Constipación frecuente
- Incapacidad para vaciar completamente los intestinos
- Necesidad urgente por vaciar los intestinos
- Alivio de los síntomas al vaciar los intestinos
- Flatulencias excesivas

- Indigestión
- Náuseas
- Pérdida del apetito
- Malestar corporal general
- Depresión
- Ansiedad

Si estos síntomas suenan como algo de tu vida diaria, las probabilidades son bastante atrás de que tengas algo más que una simple intolerancia o indigestión. Estos síntomas son serios, son importantes y pueden afectar gravemente tu calidad de vida. Una vez más, el consejo es contactar a un médico y hablar sobre si una dieta FODMAP es adecuada para ti. Con eso, no se puede negar que existe una gran porción de sufrientes que son incapaces o no están dispuestos a recibir cuidado médico, y que cada persona merece algo de alivio del IBS y de los síntomas del malestar digestivo. Si descubres que tu respuesta puede ser que sí, más que un no, a la lista de los síntomas, entonces te debes a ti mismo considerar el plan de dieta bajo en FODMAP. En cuestión de sólo cuatro semanas, puedes aliviar tus síntomas y volver a ganar el control de tu vida con un plan que está comprobado científicamente que alivia los malestares y está diseñado para ser nutricionalmente adecuado y completo.

¿Cómo saber si un plan bajo en FODMAP es adecuado para ti? Comienza contestando estas preguntas:

- ¿Estás listo para aliviar tus dolorosos síntomas y recuperar el control de tu vida?
- ¿Estás listo para mantenerte libre de los síntomas por meses e incluso posiblemente años?
- ¿Has sido diagnosticado con IBS, sensibilidad alimentaria o enfermedad celiaca?
- ¿Has sido diagnosticado con el trastorno de intestino

irritable inflamatorio y has llegado un punto en el que tu enfermedad está bien controlada, pero todavía sufres de la aparición de algunos síntomas?
- ¿Estás interesado en un plan que ha sido diseñado para ser nutricionalmente completo y adecuado, específicamente creado para atender las necesidades adicionales de personas con IBS y otros trastornos digestivos?
- ¿Estás buscando un plan de tratamiento que vaya más allá del pensamiento y los métodos convencionales para la sanación y alivio de los síntomas a partir de un punto de vista natural y holístico?

Si has contestado que "sí" a cualquiera de estas preguntas, te pido que sigas leyendo y descubras cómo puede mejorar tu salud y cambiar tu vida este plan de cuatros semanas bajo en FODMAP.

2

¿Qué es la dieta baja en FODMAP?

No muchas personas han escuchado de la dieta baja en FODMAP. A diferencia de otras dietas populares, la dieta FODMAP no es tan conocida ya que apenas hace poco ha sido reconocida como una dieta apta para las personas que sufren de problemas digestivos. ¿Pero de qué se trata la dieta baja en FODMAP?

¿Qué son los FODMAP?

Los FODMAP pueden sonar extraños para muchas personas, pero simplemente es un acrónimo para Fermentable Oligosacáridos, Disacáridos, Monosacáridos y Polioles.

No te confundas con su significado real, ya que se refiere a un grupo de carbohidratos que son conocidos por provocar problemas digestivos como dolor estomacal, gases e inflamación. Y aunque suene muy técnico, los FODMAP se encuentran en una gran variedad de alimentos y en diferentes cantidades. A continuación, explicaremos diferentes tipos de alimentos basados en los cuatro grupos de FODMAP.

- Fermentable: de la palabra raíz fermentar, significa que la comida puede ser descompuesta químicamente por microorganismos en el cuerpo o en el intestino que normalmente involucra calor y efervescencia o gases como resultado
- Oligosacáridos: los oligosacáridos son unas formas de azúcares complejas, y pueden presentarse como fructosano y galacto-oligosacáridos. El fructosano vienen del trigo, legumbres y centeno. También se encuentra en otras frutas y verduras incluyendo ajo, la parte verde de las cebollas, col de Saboya, coles de Bruselas, raíz de remolacha, alcachofas, hojas de diente de león. Además, prebióticos como la insulina y la oligofructosa también contienen oligosacáridos. Por otra parte, los galacto-oligosacáridos se encuentran en grandes cantidades en los frijoles, lentejas, tofu, legumbres, tempeh y frijol mungo
- Disacáridos: los disacáridos son dos moléculas de azúcares simples fusionadas. Un buen ejemplo es la lactosa
- Monosacáridos: los monosacáridos son azúcar simple. Se encuentran en frutas como los higos y mangos en forma de fructosa. Además, también se encuentran en edulcorantes como la miel
- Polioles: los polioles se refieren a los compuestos orgánicos que contienen muchos grupos hidroxilo. Por lo tanto, no son ni azúcar ni edulcorantes con base de alcohol. Se encuentran en las frutas, en particular en las frutas de hueso como las manzanas, peras, duraznos, albaricoques y nectarinas, por nombrar algunos. También se encuentran en la coliflor, champiñones y muchos vegetales crucíferos. Los

edulcorantes bajos en calorías como el xilitol, sorbitol y el manitol son ejemplos de polioles. Sin embargo, ciertas frutas también contienen polioles, incluyendo el lichi y las zarzamoras.

Los inicios de la dieta baja en FODMAP

El concepto de FODMAP ha existido solamente por un par de décadas. De hecho, este concepto fue introducido por primera vez en el 2005 como parte de un artículo de investigación hecho por Gibson y Shepherd, el cual fue publicado en la revista *Alimentary Pharmacology & Therapeutics*. El artículo proponía que la reducción de la ingesta de carbohidratos de cadena corta indigeribles podría disminuir el estiramiento o distensión de la pared intestinal. El artículo tenía como objetivo investigar si esta estrategia podía reducir la estimulación del sistema nervioso de los intestinos para que las personas que sufren de IBS pudieran experimentar alivio y sanación de su condición. Cuando el artículo fue propuesto por primera vez, no hubo un término colectivo para describir los carbohidratos de cadena corta que se absorben lentamente y son indigeribles. Eventualmente, los carbohidratos indigeribles fueron identificados, y se creó el término FODMAP para mejorar el entendimiento de este concepto.

Aunque esta palabra fue introducida en el 2005, luego fue desarrollada por un equipo de investigadores de la Monash University en Melbourne, Australia.

Fue este equipo de investigadores quienes asumieron por primera vez la investigación del papel de la dieta FODMAP para mejorar los síntomas del trastorno de funcionamiento gastrointestinal, particularmente respecto al IBS. Además, la universidad también estableció un programa extensivo de análisis alimenticio con el objetivo de identificar alimentos y medir la cantidad de FODMAP que contenían. Hasta la fecha, la Monash University es la institución líder que estudia los FODMAP en alimentos australianos e internacionales seleccionados.

¿Por qué los FODMAP causan problemas de salud?

La cuestión es que los FODMAP ya se encuentran en la naturaleza de las personas que están destinadas a comerlas de forma intencional o accidental, ¿realmente son malas para la salud? No se absorben muy bien en el intestino delgado; por lo tanto, eventualmente son fermentados por las bacterias, en particular en la parte final del intestino grueso. Mientras que la fermentación de estos elementos de cadena corta es un proceso natural y tiene como resultado la producción de gas o flatulencias, otras personas pueden experimentar hinchazón excesiva.

¿Pero por qué los FODMAP causan problemas a ciertas personas? Las personas que son hipersensibles a la distensión estomacal o luminal se ven afectadas por los FODMAP. Es muy importante considerar que la base del IBS, IBD, y muchos otros trastornos del funcionamiento gastrointestinal es la distensión del lumen lo que produce dolor, hinchazón y movilidad de los intestinos.

Debido a este mecanismo, los tratamientos terapéuticos están diseñados para reducir la distensión, en particular la parte distal del intestino delgado y la porción próxima del intestino grueso. Los alimentos que causan distensión se absorben muy poco dentro del intestino delgado. Además, también son activos de forma osmótica, lo que significa que atraen más líquidos al cuerpo, creando la sensación de hinchazón. Ya que no se procesan fácilmente como excremento, son fermentados por las bacterias intestinales con la producción de hidrógeno que causa mucha hinchazón.

Los FODMAP, en especial los fructosanos, se encuentran presentes en granos que contienen gluten; por lo tanto, también se asocian con la sensibilidad no celiaca al gluten.

La sensibilidad también puede manifestarse como fibromialgia, dermatitis y algunos trastornos neurológicos. Aunque se asocian con IBS y IBD, es importante considerar que no causan inflamación intestinal.

Producen demasiado gas que puede agravar la condición de la persona con IBS y IBD, por lo que considerar una dieta baja en FODMAP puede ayudar a evitar los problemas digestivos entre los individuos que sufren de trastornos del funcionamiento gastrointestinal en poco tiempo.

Comprender la dieta baja en FODMAP y sus beneficios

Considerando que los FODMAP pueden agravar los problemas digestivos, ¿deberías eliminarlos de tu dieta? Los estudios han demostrado que los FODMAP también son útiles ya que producen alteraciones beneficiosas dentro de la microflora intestinal. Evitarlos por un período de tiempo muy extenso puede tener efectos perjudiciales en el metaboloma y en la microbiota intestinal.

Los FODMAP siguen beneficiando al cuerpo, pero si sufres de problemas digestivos, limitar (más no restringir) su ingesta es tu mejor opción.

. . .

Así pues, una dieta baja en FODMAP se trata de restringir el consumo de alimentos altos en FODMAP y no realmente eliminarlos por completo de tu cuerpo.

Limitar el consumo de alimentos altos en FODMAP es algo que ha sido estudiado en la población que sufre de IBS, y los resultados han sido prometedores. A continuación, están los beneficios de seguir la dieta baja en FODMAP.

- Disminución de problemas digestivos: el dolor estomacal y la hinchazón son los sellos del IBS y del IBD. Los estudios han demostrado que las personas con IBS han experimentado un alivio significativo después de seguir la dieta baja en FODMAP. La mayoría de los participantes en el estudio reportaron un 81% de mejora al seguir la dieta. Aparte del dolor estomacal, otros problemas digestivos también pueden ser tratados con la dieta FODMAP, incluyendo flatulencias, constipación y diarrea
- Mejor calidad de vida: el dolor estomacal y otros problemas digestivos pueden no ser algo de vida o muerte, pero puede ser algo que debilita a las personas. Los pacientes con IBS suelen reportar una disminución en su calidad de vida, pero aquellos que han seguido en la dieta baja en FODMAP manifestaron una gran mejora en su calidad de vida. Muchos también reportaron que tienen más energía al seguir esta alimentación

¿Para quién es esta dieta?

La Dieta FODMAP Simplificada

. . .

Mientras que esta dieta puede ayudar a aliviar problemas digestivos, no es para cualquiera. A menos que haya sido diagnosticado con IBS o IBD, puede que esta dieta sea más perjudicial que beneficiosa. Como hemos mencionado antes, el cuerpo todavía necesita los FODMAP por sus prebióticos.

Los prebióticos son un tipo de alimentos que pueden ayudar al crecimiento de bacterias buenas dentro del estómago. Por lo que eliminarlos puede causar cambios en la microflora intestinal y así favorecer la proliferación de bacterias dañinas. Además, aunque hay muchos estudios sobre los beneficios de la dieta baja en FODMAP en adultos, hay muy poca información sobre los beneficios entre los niños con IBS. Así pues, existen ciertas condiciones que debes conocer si quieres seguir este régimen alimenticio. Solamente puedes hacer esta dieta si cumples con las siguientes condiciones:

- Si en el presente tienes síntomas intestinales que no son tratados adecuadamente con tu meditación actual
- Si no ha respondido a ningún tipo de estrategia para el control del estrés
- Si no has respondido ante cosas como reducir el consumo de alimentos picantes, alcohol y cafeína, así como otros alimentos que suelen ser detonantes de problemas estomacales

Es importante que consideres que esto es un proceso, por lo cual es indispensable que observes cualquier cambio en tu cuerpo, sin importar si es un cambio negativo o positivo. No se recomienda seguir esta dieta por primera vez cuando vayas de viaje o cuando estés pasando por un periodo estresante o muy ocupado.

. . .

Alimentos que puedes comer mientras sigues la dieta baja en FODMAP

Frutas

La mayoría de las frutas contienen una gran cantidad de FODMAP en forma de fructosa. Sin embargo, algunas frutas son aceptables, como el melón, la naranja y las uvas.

Vegetales

Algunos vegetales contienen pocos FODMAP. Estos incluyen germinado de soja, alfalfa, pimiento, ejotes, bok choy, zanahorias, calabaza italiana, lechuga, pepino y cebollín.

Proteínas

La carne contiene proteína, por lo que es baja en FODMAP. Todas las carnes están incluidas en la dieta baja en FODMAP. Sin embargo, si eres vegetariano o vegano, puedes intentar proteínas vegetales como el tofu o el tempeh porque no contienen muchos FODMAP.

Lácteos

Los lácteos contienen lactosa, el cual es un tipo de disacárido. No obstante, la dieta permite el arte siempre y cuando sean libres de lactosa. También puedes elegir quesos añejos ya que contienen menos FODMAP que los otros tipos de queso.

Pan y cereales

Los panes, cereales y pastas que están hechas de trigo y granos ricos en gluten contienen demasiados FODMAP. Tu mejor alternativa son aquellos que están hechos de arroz, maíz, quinoa, papa, avena y espelta.

Nueces y semillas

Algunas nueces y semillas contienen una gran cantidad de FODMAP, como los pistaches y la nuez de la India; por lo tanto, es importante que elijas aquellos que no tienen muchos FODMAP, como las semillas de calabaza y las almendras (no más de diez nueces por porción).

Bebidas

Se recomienda agua, pero también puedes beber té y café si no le pones azúcar.

¿Cómo tener éxito con la dieta baja en FODMAP?

Seguir esta dieta es más complicado de lo que parece.

· · ·

Para que tengas éxito, existen ciertas cosas que necesitas hacer mientras sigues este régimen alimenticio.

Comienza a reducir los alimentos bajos en FODMAP

Las personas suelen creer que necesitan evitar los alimentos con FODMAP por completo, pero en realidad solamente necesitas consumir pequeñas cantidades. Si planeas eliminar los FODMAP de tu dieta, debes hacerlo de 3 a 8 semanas nada más, porque una restricción prolongada puede tener efectos negativos.

Volver a introducir alimentos con FODMAP

La razón por la que necesitas volver a introducirlos en tu dieta es para identificar los tipos específicos de alimentos que puedes tolerar y los que no. Este paso es bueno para que establezcas los alimentos que debes evitar. Llevar un diario puede ser algo muy útil en esta parte del proceso. Necesitas probar un alimento específico, uno por uno, por tres días. También puedes trabajar con un nutriólogo profesional en este proceso.

Personalizar tu dieta

Esta es la etapa en la que tienes que ajustar los tipos de alimentos que contienen FODMAP de acuerdo con tu tolerancia personal. El propósito de esta etapa es incrementar la flexibilidad y variación de tu alimentación para que puedas lograr una mejor salud intestinal a largo plazo.

Cómo planificar tu dieta baja en FODMAP

La Dieta FODMAP Simplificada

. . .

Este plan puede sonar sencillo, pero en realidad es un reto mantenerlo, considerando que existen muchos alimentos que tendrás que limitar. Por eso ayuda tener un plan desde el inicio.

Descubre lo que puedes comprar. Asegúrate de que tienes acceso a alimentos bajos en FODMAP. Puedes crear una lista de lo que puedes guardar en tu alacena y buscar en diferentes tiendas y mercados algunos ingredientes que estén permitidos en la dieta.

También debes retirar de la casa todos los alimentos altos en FODMAP. Realizar un inventario y limpiar tu casa, la alacena y el refrigerador, de todos los alimentos que contienen muchos FODMAP. No será bueno para tu dieta si tienes estos alimentos e ingredientes a la mano.

Igualmente debes leer con cuidado los menús antes de preparar tus alimentos. Debes familiarizarte con tus opciones, en especial cuando vas a comer fuera.

Crear tu lista de compra

Hacer una lista de compras para tu dieta es algo importante. No solo te hará más fácil seguir las instrucciones, sino que también será una experiencia que valga la pena. Este es un ejemplo de lista con la que puedes empezar.

. . .

Granos integrales: arroz integral, maíz, avena, trigo sarraceno, quinoa y mijo.

Proteínas: pollo, res, pescado, puerco, cordero, huevos, camarones y tofu.

Vegetales: pimientos, germinado de alfalfa, col rizada, choy sum, zanahorias, jitomate y calabaza italiana.

Frutas: mora azul, plátano, lima, kiwi, naranja, cítricos, piña, papaya y fresas.

Semillas: semillas de calabaza, semillas de sésamo, semilla de girasol, linaza.

Nueces: nuez de macadamia, cacahuates, piñones, nuez pecana, nueces de la India y almendras (solamente diez almendras por día).

Lácteos: leche deslactosada, queso cheddar y queso parmesano.

Aceites: aceite de oliva y aceite de coco.

Condimentos: Chile en polvo, mostaza, jengibre, albahaca, sal y pimienta, polvo de wasabi, azafrán, cúrcuma y vinagre de arroz.

. . .

Bebidas: agua, café, té negro, té verde, te blanco, té de hierbabuena.

Cuando compras los ingredientes, es importante que revises la información alimentaria ya que algunas compañías añaden FODMAP a sus alimentos como sustituto de grasa y mejorar las cualidades prebióticas de su producto. Lo mejor sería que elijas alimentos que no sean procesados para evitar aditivos no necesarios.

3

Cómo crear tu plan personalizado

Tenemos que cambiar nuestra mentalidad respecto a qué es una dieta para que funcione de forma efectiva.

Aprenderemos a incorporar cambios en el estilo de vida para normalizar el peso de la persona. En realidad, la palabra dieta significa la suma de todos los alimentos y bebidas consumidos para no pedir el cuerpo. Considerando esto, una dieta no es algo que haríamos para cambiar nuestras vidas de forma temporal. Necesitamos cambiar nuestra dieta y no volver a la forma en la que antes vivíamos, de lo contrario todo va a volver a como era.

Cuando restringimos nuestro consumo a un menú limitado, queremos hacer trampa. Básicamente, nuestros cuerpos desean alimentos para obtener todos los nutrientes que necesitan. Es mejor comer una gran variedad de comida saludable porque proporcionan todos los nutrientes necesarios y nos satisface.

. . .

No caigas en la trampa de las grasas, pues hay grasas buenas y grasas malas. Otórgale al cuerpo la grasa correcta y reduce el consumo necesario de azúcar, eso será suficiente para darle energía al metabolismo y a las células cerebrales.

Por otra parte, tampoco está bien restringir la cantidad de alimentos y comer muy poco, pues eso no es saludable, te sentirás cansado y querrás comida chatarra. Debes practicar en el control de las porciones y un método de planeación adecuado para que las mejoras puedan venir acompañadas de un plan de dieta acorde.

Tampoco olvides entrenar. Para tener éxito en una dieta, debe venir acompañada de ejercicio.

Las pesas sirven para quemar grasa mientras que el cardio disminuye tu antojo de comida y quema grasa a corto plazo, así como también aumenta la percepción mental.

Cómo perder peso y realizar tu propio plan de dieta

Si decides planear tu propia dieta para perder peso que sea la más adecuada para ti, es posible que tengas que considerar muchas cosas. Muchas personas creen que la pérdida de peso es una cuestión de comer menos. La realidad es que debes comprender la respiración celular, las actividades aeróbicas y anaeróbicas, la diferencia entre dietas altas en carbohidratos y altas en proteínas en términos de cómo absorbe el cuerpo la glucosa y muchas otras consideraciones. No es algo fácil, por algo existe la carrera de nutrición.

La Dieta FODMAP Simplificada

. . .

Sin embargo, aquí hay unos cuantos consejos sobre cómo comenzar tu propio plan de dieta y quizás perder peso. Primero que nada, los programas y los planes de dieta que anuncian en la televisión y pensar con el sentido común.

Se trata del consumo de energía, fácil sigue realmente no necesitas ejercitarte si quieres perder peso y tampoco quieres comer. Hacer ejercicio te hace delgado y las calorías engordan. Ahora veamos esto más a detalle.

Lo importante es la energía. Cualquier médico te puede decir que el poder viene de la energía. Así que necesitas los recursos mientras funcionas a lo largo del día. Estos recursos vienen, por supuesto, de lo que consumes.

Sin ponernos muy técnicos y discutir la energía de los enlaces químicos, existen tres tipos principales de alimentos: grasas, carbohidratos y proteínas. Todos contienen energía, la cual puede ser calculada.

Una vez que tu cuerpo utiliza la comida, los carbohidratos se vuelven glucosa que luego es utilizada por tus células para generar electricidad por medio de un proceso llamado respiración celular.

Al final, lo que tienes que hacer para crear tu propio plan de dieta y perder peso es saber cuántas calorías consume y cuántas quemas al practicar y cambiar una o la otra para que puedas consumir más de las que pierdes.

. . .

Plan de dieta de tres días para transformar tu cuerpo

Por lo general, las personas no quieren comprometerse a largo plazo con la pérdida de peso. Pero eso te puede enseñar a incorporar nuevos hábitos alimenticios en tu vida diaria. Es un calentamiento para este nuevo estilo de vida, incluso si es por sólo unos cuantos días. Por un breve periodo de tiempo, las personas que están acostumbradas a vivir como son, pueden aprender fácilmente sobre cómo y qué alimentos se consumen en sus cuerpos. Cualquier persona que quiere utilizar un plan de dieta de tres días para perder 4 kilos debe prepararse de forma estratégica. Estas técnicas no suelen ser parte de las dietas de moda.

Es algo que ha sido utilizado y ocultado por las estrellas de cine durante años.

Ninguna dieta a largo plazo que se concentre exclusivamente en la privación de alimentos es algo que se pueda mantener. No es algo que las personas quieran ni deban hacer. Aunque requiere sacrificios vigilar tu consumo e intentar reducir el peso adicional, aquellas personas que quieren una dieta de tres días deben de estar conscientes del hecho de que puede llegarse a un acuerdo decente y sabroso.

Este debe ser un plan de dieta de tres días bien balanceado. Debe haber mucha agua corriendo por tu sistema de forma consistente. El agua puede ayudar a mantener todo funcionando en tu cuerpo. Necesitas asegurarte de que tu orina es de un color claro a lo largo de todo el día para asegurarte de que bebes suficiente agua.

Añadir sales adicionales puede evitar la pérdida de peso y también a retener agua, así que hay que tener cuidado.

Puedes beber té verde, ya que ayuda a acelerar tu metabolismo y a combatir los radicales libres. Reemplaza un tercio del agua que bebes con té verde. Es una parte importante para tu plan de dieta.

Ya sabemos que correr es algo saludable. Probablemente quieras quemar más calorías en tu plan de tres días. Sin embargo, al sudar, liberas sales de tu cuerpo por medio de la secreción a través de la piel. Así pues, intenta sudar por al menos 30 a 45 minutos al hacer ejercicio.

Existe una fórmula básica para lo que vas a comer. Para cinco a seis comidas por día, la proteína es necesaria. Estas son mini comidas. No será necesario que cuentes calorías limitando tus porciones a alimentos integrales, alrededor de 100 gramos de proteína para los hombres y 85 gramos para las mujeres. En la mañana, claras de huevo y salsa son suficientes con un licuado de proteínas para tener energía durante el inicio de tu día. Puedes acompañarlo con una fruta o verdura pequeña.

4

Plan de dieta de 7 días

Día 1

Desayuno: Omelet de salmón con espinacas.
Almuerzo: papas rellenas cremosas.
Cena: ensalada de papa baja en FODMAP.
Postre: barras de energía sin hornear.

Día 2
Desayuno: tazón de chía con chocolate.
Almuerzo: tazón de arroz y pollo asiático.
Cena: pollo con jengibre y limón y sopa de arroz.
Postre: barra de yogur congelado con moras.

Día 3
Desayuno: horneado de pan francés de mora azul.
Almuerzo: polenta brie estilo caprese.
Cena: pay de pollo y vegetales libre de gluten.

Postre: galletas de avena, mantequilla de maní y chispas de chocolate.

Día 4
Desayuno: huevos revueltos terciopelo.
Almuerzo: salmón y espinacas.
Cena: pad thai con camarones.
Postre: crumble de mora azul.

Día 5
Desayuno: ensalada de papa con huevo de codorniz.
Almuerzo: espagueti a la boloñesa.
Cena: fideos de arroz con pollo al coco.
Postre: pudín instantáneo de plátano.

Día 6
Desayuno: hot cakes de calabaza.
Almuerzo: arroz frito con atún.
Cena: res y vegetales salteados con salsa de ostión.
Postre: panques de chocolate, naranja y frambuesa.

Día 7
Desayuno: papas con paprika.
Almuerzo: cacerola de fideos con atún.
Cena: arroz con pollo.
Postre: brie horneado con chutney de arándanos y nueces pecanas caramelizadas.

5

Fase de eliminación

En esta fase inicial vas a eliminar todos los alimentos altos en FODMAP de tu dieta. Al inicio, esto requiere un monitoreo cuidadoso y preparación de los alimentos que comidas. Necesitas cambiar tu lista de compras normal y pensar cuidadosamente sobre qué comer en los restaurantes. Pero una vez que tengas unas cuantas recetas básicas en tu repertorio, descubrirás que se vuelve más fácil.

Resumen de la fase de eliminación

Esta fase de la dieta suele durar de 4 a 8 semanas. Sin lugar a dudas, ciertamente esta es la fase más estricta de la dieta.

Muchos alimentos que sueles comer ahora estarán prohibidos. Pero, no te preocupes; aunque vas a tener que cambiar la forma en la que comes, todavía podrás comer alimentos deliciosos. También descubrirás que existen muchos sustitutos que puedes utilizar para disfrutar de tus recetas favoritas.

. . .

Aunque la lista de alimentos permitidos y prohibidos puede ser algo abrumadora al inicio, con la práctica descubrirás que se vuelve casi una segunda naturaleza reconocer cuáles alimentos están en cada lista.

Los científicos de la Monash University han desarrollado una aplicación que se llama "the Monash University LOW FODMAP diet", para sistemas operativos iOS y Android. Esta aplicación es un buen recurso, ya que te proporciona rápidamente la información respecto al contenido FODMAP de los alimentos.

Esta aplicación es actualizada continuamente, por lo que puedes estar tranquilo respecto a tener la mejor información basada en sus investigaciones.

La mayoría de las personas que intentan la dieta baja en FODMAP pueden notar una mejora significativa en sus síntomas a la cuarta semana, pero te puedes sentir mejor incluso desde antes. Sin embargo, no te desesperes si requieres un poco más de tiempo para ver las mejoras: el cuerpo de cada persona es único y será afectado de forma diferente por la dieta.

¿Cuánto debería durar tu fase de eliminación?

Los investigadores de FODMAP recomiendan que remuevas los alimentos altos en FODMAP desde cuatro a ocho semanas. En teoría, entre más tiempo te adhieres a la fase de eliminación, mejores serán los resultados. Dicho esto, puedes tomar la decisión con la ayuda de tu médico o nutriólogo. También depende de cómo te sientas y qué tan rápido responde tu cuerpo a la ausencia de los alimentos problemáticos.

Si te sientes mucho mejor a las dos semanas de la fase de eliminación, tal vez seas capaz de comenzar la fase de reto después de tres semanas.

Alimentos restringidos

Los alimentos que contienen niveles elevados de FODMAP no están permitidos durante la fase de eliminación. Sin embargo, si ya has hecho las pruebas correspondientes y sabes que no tienes problemas con la lactosa, la fructosa y/o los polioles, puedes incluir estos alimentos desde el inicio.

Recuerda que la fase de eliminación es temporal. Aunque vas a evitar estos alimentos por ahora, eso no significa que nunca más volverás a disfrutarlos. En la fase de reto volverás a introducir estos alimentos y probarás tu sensibilidad personal.

Es probable que seas capaz de añadir muchos de estos alimentos restringidos.

Igualmente, mientras te acercas a la fase de reto, puedes descubrir que puedes agregar pequeñas cantidades de alimentos restringidos si mantienes reducida tu ingesta general de FODMAP por el resto del día.

. . .

Algunas personas descubren que después de tener una dieta baja en FODMAP por un tiempo, aumenta su habilidad para tolerar alimentos que antes les causaban problemas.

Alimentos prohibidos (altos en FODMAP)

Condimentos

Salsa barbecue, salsa de soya con gluten, salsa inglesa o Worcestershire, mostaza amarilla.

Lácteos

Suero de leche, crema, helado, margarina, natillas, leche (de vaca, cabra y oveja), quesos suaves incluyendo queso crema, mascarpone y ricotta, yogur regular y griego.

Sustitutos de lácteos

Leche de almendras, leche de soya.

Bebidas

Ron, refrescos que contengan jarabe de maíz con alta fructuosa o cualquier otro ingrediente alto en FODMAP, bebidas deportivas. Tés: chai (infusiones fuertes), manzanilla, hinojo, té herbal basado en frutas con raíz de achicoria, y oolong.

Aditivos alimenticios

FOS (fructooligosacáridos), inulina (extracto de raíz de achicoria), oligofructosa (una forma de inulina).

Frutas

Vinagre de sidra de manzana, manzana, albaricoques, zarzamoras, frutas enlatadas, cerezas, frutos secos con la excepción de una pequeña cantidad (una cucharada por porción) de arándanos, toronja, lichi, mango, la mayoría de los jugos de frutas, nectarinas, duraznos, verás, caqui, ciruela y ciruela pasa, melón.

Granos

Trigo, centeno, cuscús, cebada, bulgur, farro, sémola.

Legumbres

Frijoles cocinados, chícharo negro, frijol mantequilla, frijol riñón, frijol lima, frijol de soja, guisantes partidos.

Nueces

. . .

Nueces de la India, pistaches.

Edulcorantes

Agave, fructosa, jarabe de maíz alto en fructosa (HFCS), miel, inulina, isomalt, maltitol, manitol, sorbitol, xilitol.

Vegetales

Alcachofas, espárrago, betabel, coles de Bruselas (se permiten dos coles de Bruselas por porción), coliflor, apio, achicoria, diente de león, ajo, puerro, champiñones, cebollas, col de Saboya, cebolletas (la parte blanca), chalote, tirabeque, guisantes dulces.

Alimentos permitidos (bajos en FODMAP)

Después de ver todos los alimentos restringidos te preguntarás qué te queda para comer. Pero no te preocupes, encontrarás una gran variedad de alimentos deliciosos y nutritivos en la lista de alimentos permitidos. Estos pueden estar incluidos desde el inicio de tu dieta y a lo largo de todas sus fases. Por supuesto, no hay garantía de que sea capaz de tolerarlos todos. Si sospechas que un alimento permitido es problemático para ti, intenta evitarlo durante la fase de eliminación. Puedes probar con los alimentos problemáticos durante la fase de reto de tu dieta:
    La mayoría de la investigación respecto al contenido FODMAP de los alimentos viene del trabajo de investigadores en Australia. Sin embargo, la preparación de la comida y las condiciones de cosecha pueden ser muy diferentes en otras partes del

mundo. Esto puede explicar por qué podrías tener una reacción a un elemento en la lista de alimentos permitidos.

Condimentos

Mostaza café, mostaza Dijon, Tamari (sólo libre de gluten).

Lácteos

Mantequilla, gelato, quesos que incluyen brie, camembert, cheddar, colby, cottage, feta, fontina, havarti, mozzarella, parmesano, pecorino, suizo y cualquier variedad dura. Productos deslactosados como helado, crema, leche y yogur, sorbete, crema ácida (light), crema batida.
Sustitutos de lácteos

Leche de coco, leche de avena, leche de arroz.

Bebidas

Cerveza (limitado a 1 por porción), café (limitado a una taza por porción), jugo de arándanos (limitado a una taza por porción), ginebra, vodka, whiskey, vino tinto, espumoso y blanco. Tés: negro y de gengibre (ligeros), verde, té herbal basado en frutas con raíz de achicoria (ligero), de menta, blanco.

Frutas

Plátanos, mora azul, mora boysen, melón cantalupo, clementina, arándano, pitahaya, durian, uvas, melón verde, kiwi, limón, lima, mandarinas, aceitunas, naranja, papaya, maracuyá, piña, granada (1/4 de taza de semillas o media fruta pequeña por porción), tuna, frambuesa, ruibarbo, carambola, fresa, tangelo.

Granos

Amaranto, arrurruz, centeno, harina de maíz, maizena, avena, mijo, polenta, quinoa, arroz, masa fermentada (libre de gluten o artesanal), productos de espelta (precaución: contienen gluten).

Hierbas y especias

Pimienta de tabasco, albahaca, semilla de apio, cebollín, cilantro, canela, pimienta de cayena, chile rojo molido, comino, eneldo, polvo de cinco especias, jengibre, mejorana, menta, semillas de mostaza, nuez moscada, orégano, pimentón, perejil, semilla de amapola, romero, estragón, tomillo, cúrcuma.

Legumbres

Garbanzo enlatado y bien enjuagado (1/4 de taza por porción), lentejas enlatadas y bien enjuagadas (1/2 taza por porción).

Saborizantes

. . .

Extracto de almendras, extracto de menta, extracto de vainilla, jugo de limón, jugo de lima, nueces de Brasil, semillas de alcaravea, semillas de chía, nuez de macadamia (limitado a 10 por porción), nuez de castilla, mantequilla de cualquier nuez, excepto o mantequilla de nuez de la India.

Productos animales

Reyes, pollo, huevos, pescado y mariscos, cordero, puerco, pavo.

Fuentes de proteína alternativas

Seitán (no es libre de gluten), Tempeh, tofu.

Aperitivos

Pretzel libre de gluten, papas fritas, galleta de arroz inflado, sorbete.

Edulcorantes

Edulcorantes artificiales que no terminan en -ol (aspartame, sacarina, sucralosa), glucosa, jarabe de maple, jarabe de maíz no alto en fructosa, melazas, melaza blackstrap (limitado a una cucharada por porción), azúcar en polvo, azúcar, incluyendo azúcar morena.

. . .

Vegetales

Alfalfa, arúgula, aguacate (1/8 por porción), brotes de bambú, pimientos, bok choy, brócoli (limitado a ¼ de taza o menos por porción), zanahorias, apio nabo, chile rojo, cebollín, calabaza verde, pepino, berenjena, endivia, hinojo (el bulbo, limitado a media taza por porción), jengibre, frijoles verdes, kale, lechuga, quimbombó, perejil, chirivías, chícharos (limitado a ¼ de taza), papas, calabaza, radicchio (limitado a 3 hojas por porción), cebolletas (sólo la parte verde), alga, chícharo de nieve (limitado a cinco vainas por porción), espinaca bebé, maíz dulce (media mazorca por porción), camote (1/2 taza o menos por porción), tomates, nabos, castaña de agua, calabaza italiana.

Vinagres

Vinagre balsámico (limitado a una cucharada por porción), vinagre de vino tinto, vinagre de vino de arroz, vinagre de vino blanco.

Alimentos e ingredientes misceláneos

Coco (rallado, no más de ¼ de taza por porción), arándanos secos (limitado a una cucharada por porción), palitos de arroz, rollitos de arroz, psyllium husk, tomates secados al sol (limitado a dos por porción).

. . .

Utiliza tu sentido común respecto a los alimentos que no aparecen en esta lista o en la aplicación de la Monash University. Si no estás seguro sobre un alimento en particular, es mejor ser precavidos y evitar ese alimento durante la fase de eliminación.

Luego puedes probar tu sensibilidad cuando llegues a la fase de reto.

Prepara tu alacena

Ahora que sabes qué alimentos se encuentran en tus listas, es momento de limpiar tu cocina. Esto requiere compromiso, ya que debes leer con mucho cuidado las etiquetas para encontrar ingredientes altos en FODMAP. Debes tirar o congelar cualquier alimento perecedero alto en FODMAP y guardar el resto para la fase de reto.

Puedes elegir mantener pequeñas cantidades de los alimentos restringidos cerca para los otros miembros de la familia, pero sólo debes hacer esto si estás seguro de que tienes la voluntad necesaria para evitar comerlos.

Si la tentación es demasiada, no vale la pena sacrificar su bienestar digestivo.

Todo lo siguiente debe ser removido temporalmente de tu cocina: lácteos restringidos, bebidas restringidas, cualquier producto horneado con gluten, cereales y pastas, alimentos procesados y condimentos que contengan ingredientes restringidos, incluyendo edulcorantes artificiales, legumbres, excepto por los garbanzos y lentejas, frutas y verduras altas en FODMAP.

. . .

Si tú eres el principal cocinero de la familia, prepara alimentos de tal forma que sean aptos para tu dieta baja en FODMAP. Eso incluye platillos que sean libres de gluten y libres de lactosa. Si te paras una gran variedad de frutas, verduras y granos enteros amigables con la dieta FODMAP, se debe considerar las necesidades nutricionales de todos los miembros de la familia. Puede ser muy útil consultar con un nutriólogo para ayudar en esta parte.

Leer las etiquetas

Cuando estés comprando en el supermercado, debes leer las etiquetas de todos los alimentos que quieres comparar.

Si no estás seguro de un ingrediente, regresa el artículo hasta que puedas revisar que esté aprobado para la dieta. La aplicación te puede ayudar mucho en este paso. Igualmente es normal que las primeras veces que vayas al supermercado tardes más eligiendo los alimentos que necesitas.

Comprar comidas integrales

La forma más segura de saber que no estás consumiendo ingredientes que son perjudiciales para tu salud es minimizar la cantidad de alimentos procesados que compras. Los alimentos integrales son aquellos que están lo más cerca posible de su estado natural. Una buena regla para ti es preguntarte si tu tátara abuela reconocería el artículo que vas a comprar. Otra buena regla es solamente comprar alimentos que tengan una cantidad mínima de ingredientes, por supuesto que sean amigables con la dieta.

Mientras aumenta la cantidad de ingredientes, lo mismo sucede con los aditivos que no puedes tolerar.

Tener cuidado con las calorías

Sólo porque un artículo dice ser libre de gluten o deslactosado, no necesariamente significa que sea saludable. De hecho, algunos de estos productos tienen más calorías, azúcares y aditivos que sus contrapartes tradicionales. Esto lo hacen los fabricantes para imitar el sabor de los alimentos regulares. Así pues, debes leer con mucho cuidado las etiquetas.

Consejos para el éxito de la fase de eliminación

La fase de eliminación es la parte más difícil de la dieta. Estás aprendiendo una forma completamente nueva de comer y la dieta está, por ahora, en su forma más restrictiva.

Puedes estar tranquilo de que la dieta se volverá más fácil.

Mientras tanto, estas son algunas estrategias que puedes utilizar para sobrevivir a esta parte.

Llevar un diario de síntomas

. . .

Debes mantener un registro de los alimentos que comes y los síntomas que experimentas. Si los síntomas son malos, el diario de síntomas te ayudará a recordar porque comenzaste esta misión. Si sus síntomas mejoran, tendrás evidencia concreta de que la dieta está funcionando y de que el cambio drástico vale la pena.

Aprende a amar la cocina casera

Puedes maximizar tu habilidad de tener éxito en esta dieta si eres quien cocina. Debes darte el tiempo suficiente para disfrutar del placer de cocinar alimentos reales y completos para ti y para tu familia. Esto significa que probablemente tendrás que cambiar un poco tus horarios, que un estilo de vida un poco más tranquilo te va a ayudar a mejorar tu salud digestiva.

Puedes divertirte mientras cocina. Puedes encender una vela, poner música e incluso bailar en la cocina. Puedes pedir ayuda de otros miembros de la familia para que la tarea no sea demasiada y añadir algo de diversión.

Tal vez quieras hacer una lista de tus comidas favoritas y reparte en para encontrar un sustituto bajo en FODMAP. De forma similar, también puedes usar tu creatividad para encontrar versiones bajas en FODMAP de otros alimentos. Las recetas en este libro te ayudarán a inspirarte en este proceso.

Planea tus comidas

Asegúrate de tener acceso a alimentos adecuados en todo momento. Esto significa poner atención a los momentos en los que necesitas tus alimentos para el camino. No te quieres encontrar en una posición en la que no hay nada para comer excepto por alimentos altos en FODMAP. Planear tus comidas por adelantado significa que nunca tendrás hambre, no estarás tentado para romper la dieta y aun así cumplir con los nutrientes esenciales.

No hay necesidad de que tengas hambre siguiendo la dieta baja en FODMAP. Recuerda que no es una dieta para perder peso. Vas a restringir ciertos alimentos, pero no a restringir las calorías.

Si tienes hambre, puedes comer cualquier alimento en la lista de alimentos permitidos.

Probablemente, lo mejor es organizar tus comidas tanto de forma diaria como semanal. Al inicio de la semana, siéntate y realiza un menú de los alimentos que se comerán durante los siguientes siete días. Planea los desayunos, comidas, cenas y aperitivos. Asegúrate de tener una gran variedad de opciones disponibles para tener algo de flexibilidad. Utiliza tu plan de comida semanal para crear una lista de compras y apégate a ella. Si te cuesta mucho trabajo planear tus alimentos, puede ser el momento de llamar a un nutriólogo o a un entrenador de salud.

Para maximizar tu fidelidad a la dieta durante la fase de eliminación, deberías comer en casa tanto como sea posible.

También es útil crear un plan diario. Puedes escribir o solamente tenerlo en mente, pero esto te ayudará a saber el menú de tu día. Esto lo puedes planear la noche anterior o en la mañana. Debes considerar las actividades que realizarás para ese día en particular.

Lidiar con las emociones

Ya que estás haciendo un gran cambio en la forma de tu alimentación, es muy probable que experimentes algunas emociones negativas. Es algo normal. Si todo sale bien, sentirás gratitud y alivio cuando comiences a sentir los síntomas de mejora. Sin embargo, pueden surgir otras emociones negativas.

Frustración y decepción

El IBS es un trastorno extremadamente frustrante. La mayoría de las personas que lo padecen han intentado una gran variedad de tratamientos y remedios sólo para sentirse decepcionados una y otra vez cuando los síntomas regresan después de un tiempo. La respuesta de tu cuerpo a la fase inicial de la dieta también puede ser algo como una montaña rusa, con síntomas de alivio seguidos de un regreso al dolor o síntomas molestos. Esto es algo impredecible y normal, ya que tu cuerpo se está adaptando lentamente a los cambios alimenticios que estás realizando.

6

Fase de reto

La dieta FODMAP tiene bastantes características. Es una forma efectiva para lidiar con los trastornos digestivos. Es una dieta bien investigada realizada por expertos. Todas estas características han ayudado a que muchas personas hayan aprobado esta dieta. Sin embargo, no es un régimen alimenticio fácil de seguir.

Suena como una forma sencilla para lidiar con los síntomas de IBS y cuando una persona escucha que, al comer, se pueden solucionar ciertas formas de enfermedad, existe cierto nivel de emoción por parte de esa persona. Sin embargo, un poco de investigación sobre la dieta hará que la persona se sienta abrumada y posiblemente confundida.

Existen algunos retos para la dieta FODMAP. Pero si tienes las armas del conocimiento, podrás superar estos retos y seguir la dieta baja en FODMAP.

. . .

He tenido la oportunidad de hablar con muchas personas sobre la dieta baja en FODMAP. En el proceso de mi investigación, les pregunté sobre cuál era la mayor dificultad que tenían con la dieta baja en FODMAP, y escuché respuestas bastante similares.

Todas estas personas comparten los mismos problemas.

Y, a menos que no se resuelvan estos problemas, no vas a pensar que esta dieta sea algo amigable. Recolecté las respuestas y pude identificar cuatro retos.

Te diré cómo puedes lidiar con cada uno de ellos de la mejor manera y ser libre. Estos consejos que te voy a dar, no sólo te ayudarán a lidiar con los retos, sino que también tendrás un control absoluto sobre los síntomas que puedas tener.

Comer fuera

Este es un gran reto con el que se encuentran la mayoría de las personas. La dieta baja en FODMAP es tan restrictiva que quizás tengas que comenzar a cocinar todos tus alimentos por ti mismo. Sin embargo, la realidad en nuestro mundo no permite eso. De hecho, no es divertido para una persona depender de su cocina para todo lo que debe comer. Existen 3 estrategias que puedes utilizar cuando, en restaurantes mientras sigas con la dieta baja en FODMAP.

Investiga el menú

. . .

Muchos restaurantes tienen su menú en línea. Solamente necesitas acceder al internet y buscarlo para saber qué tipo de alimentos tienen disponibles en el restaurante.

Tal vez estás acostumbrado a buscar ciertos alimentos en los restaurantes, pero aquí podrás encontrar información para tener mejores resultados.

Los consejos de este libro funcionan mejor para restaurantes que tienen cocinas especializadas como la italiana, griega, japonesa y china. La mayoría de estos restaurantes tienen menús similares. Si entras a un restaurante italiano, por ejemplo, con un interés particular por un platillo tradicional, puedes elegir dos o tres platillos. Un gran ejemplo es Pollo Picada y Pollo Marsala. Puedes buscar las recetas en línea y revisar los resultados que te parezcan impresionantes. Estas recetas te van a mostrar los ingredientes que son comunes para estos alimentos. Así podrás saber si ciertos platillos te sirven o no. También podrá saber si es posible que modifiquen el platillo o no. Así tendrás la información necesaria que necesitas para colaborar con el restaurante y pedir tu comida.

Las cadenas de restaurantes son mejores

Tal vez no disfrutes comer en cadenas de restaurantes; no obstante, existen muchas razones por las cuales necesitas comer en ellas. Una de esas razones es que estos restaurantes funcionan al entrenar a sus empleados para lidiar con clientes que tienen alergias específicas y sensibilidades a los alimentos.

. . .

La mayoría de las cadenas restauranteras se toman muy en serio las intolerancias alimenticias, y están entrenados para trabajar con personas que sufren de cualquier condición médica para que puedan tener acceso a una mejor selección de alimentos. Esta es una cultura común para muchas cadenas de restaurantes. Son negocios que prosperan con las opiniones de los clientes y nunca están dispuestos a arriesgar su reputación por nada del mundo. Por lo tanto, le ponen mucha atención a las necesidades de sus clientes.

También, las cadenas de restaurantes suelen estar involucradas en fabricar los alimentos frente al cliente. Este método hace más fácil para ellos realizar cualquier tipo de modificación. TGIF es un ejemplo de cadena restaurantera que te puede ser útil.

Tener una buena relación con los meseros

Necesitas llegar a un nivel en el que los meseros de los restaurantes se vuelvan tus aliados. Todo el mundo es egoísta y todos disfrutamos de ser el héroe. De forma similar, los meseros gustan de interactuar con los clientes y siempre están listos para ayudar al cliente. Cuando les demuestras apreciación, eso los hace sentir bien. Las propinas también son una buena forma de hacer que se vuelvan sus aliados.

La próxima vez que entres a un restaurante, siéntete libre de hacer preguntas sobre los platillos a tu mesero. También debes sentir libertad para explicarle al mesero los alimentos específicos que no puedes comer. Puedes pedir que pregunté en la cocina los ingredientes utilizados o probablemente pedir su opinión sobre las posibles modificaciones que se pueden realizar. Por supuesto, también es posible encontrar meseros que estén de mal humor, simplemente es algo que sucede.

La presencia constante de cebolla y ajo

La cebolla y el ajo son ingredientes comunes en muchos platillos. Esto supone un gran reto, en especial cuando quieres comer fuera y no planeas preparar tu alimento en casa para llevarlo.

Existe una alternativa para ti. Puedes conseguir aceite de infusión de ajo, el cual puedes echar en tu comida. Eso te brinda el mismo sabor que si le añadieras el mismo ajo. Este aceite es bajo en FODMAP y no es una grasa soluble. Así pues, el aceite no tiene la capacidad de llegar a la grasa de la persona; sólo se puede mantener en líquidos de base agua. Si le añades ajo a tu sopa y le das tiempo para cocinarse antes de retirarlo, tu sopa va a contener FODMAP, lo cual ha sido extraído del ajo.

Para las cebollas, puedes utilizar la parte verde de cebollín o los chalotes. La parte blanca de ambos está llena de FODMAP, por lo que necesitas mantener te ha dejado de ella. El cebollín te brinda el sabor a cebolla, aunque parecen ser más sabrosos que la misma cebolla. Solamente necesitas tomar precauciones y reemplazar cebolla y ajo para mantener tus niveles de FODMAP cuando comes.

Saber la porción adecuada de comida

· · ·

Este es otro reto que enfrentan muchas personas cuando están en la dieta baja en FODMAP.

La cantidad de alimentos que puedes comer es algo muy importante. No obstante, la aplicación de la Monash University es un recurso confiable para esto.

Hace que sea más sencillo buscar las porciones de cualquier alimento que sea bajo en FODMAP, siempre y cuando ese alimento se encuentre en su base de datos.

El único reto sería saber si es posible para ti comer más de una porción.

Aún así, no necesitas tener hambre mientras te encuentres en la dieta FODMAP. Existen muchos alimentos que puedes comer, solamente debes tener cuidado con ellos para no comerlos en exceso hasta el punto de que estés lleno y comiences a sentir malestar. Esa sensación puede detonar los síntomas de los que te estás alejando.

Un ejemplo es el arroz. Una porción de arroz blanco se establece en 1 taza para cuando está cocinado, lo cual es equivalente a 190 gramos. Sin embargo, puedes comer más de una taza si todavía tienes hambre. Esto se debe a que el arroz no tiene un límite máximo.

Los límites máximos siempre se establecen para cada porción que se enlista en la aplicación de la Monash University. Aunque el arroz no tiene un límite máximo, lo cual hace posible que comas todo lo que quieras hasta satisfacerte, otros alimentos sí tienen un límite máximo. Esto se refiere a una cierta cantidad que no debes superar para que no consumas demasiados FODMAP en ellos.

Las frutas y verduras son alimentos que tienen límites máximos. Debes poner atención a estos elementos. La berenjena, por ejemplo, es baja en FODMAP cuando se consume entre 1 taza hasta 2 ½ tazas. Sin embargo, intentar consumir 3 ½ tazas significaría ingerir un alto nivel de FODMAP, lo que probablemente va a provocar síntomas de IBS en tu cuerpo. Por lo tanto, las 3 ½ tazas de berenjena son el límite máximo para este alimento.

El tamaño de porción que tienes que comer solamente es una base. No necesariamente tienes que consumir hasta ese nivel. Si comer menos de esa cantidad te hace sentir mejor, deberías seguir así. Ya hemos mencionado antes que todos tenemos rasgos únicos cuando se trata de la tolerancia.

Comienza a conocer tus niveles de tolerancia al monitorear tu experiencia cuando comes y revisas las sensaciones que tienes.

Falta de consistencia con los síntomas

A veces, los síntomas no son consistentes. Posiblemente lo hayas experimentado tú mismo. Existen ocasiones en las que comen ciertos alimentos muchas veces y no tienes síntomas, mientras que simplemente desarrollas síntomas repentinamente en una ocasión, y existirán esas sensaciones de que te ha hecho reacción la comida.

Esto sucede por varios factores que afectan diariamente el sistema digestivo de una persona.

. . .

Una forma de estudiar esto es monitorear cómo afecta el estrés a tu estómago. A veces, parece que tu estómago está dando volteretas. Otra sensación es la falta de sueño o cuando no haces ejercicio. Para las mujeres, los cambios en sus hormonas durante el mes afectan sus intestinos.

A veces, las mujeres pueden experimentar el peor nivel de estreñimiento cuando está por comenzar su periodo menstrual.

Más que estos factores, en los otros alimentos que comes durante el día puede estar el alimento detonante, o aquellos que comiste el día anterior o el anterior a ese, también pueden ser otros factores que te provocan esa experiencia. Cuando una persona come muchos alimentos en un par de días, los niveles de FODMAP en el intestino de esa persona pueden acumularse y eso va a provocar síntomas.

En el caso de síntomas inconsistentes, la culpa la suelen tener los alimentos que la persona ha ingerido en tiempo reciente. Sin embargo, necesitas ver más allá de esto. Existen muchos factores que entran en juego para llegar a este punto. Una forma de lidiar con los síntomas inconsistentes es aprender a escuchar a tu cuerpo. Siempre debes tomar en cuenta tus sensaciones. Siente la forma en la que te ves afectado por otros factores que no son comida, uno de los cuales es el estrés.

También puedes utilizar un diario para identificar los alimentos específicos que están sirviendo como detonantes para los síntomas del IBS. Enlista todos los alimentos que comes e incluye los niveles de estrés y energía durante el día. También debes añadir tu ubicación en el círculo que puede estar afectando a tu estómago. Si existe cualquier síntoma, asegúrate de registrarlo. Esto hará más fácil revisar e identificar las causas.

La mente humana es la herramienta más básica para lograr el éxito y cualquier objetivo que una persona quiera lograr. No obstante, necesitas comprender que la mente humana funciona como una espada de doble filo. Tiene partes buenas y partes malas.

Así como puede ser una fuerza alentadora que te impulsa a hacia el éxito, también puede ser una fuerza desalentadora que desaparece cada gramo de energía que lleva a la persona al éxito.

El resultado que la persona observa depende completamente de lo que tiene en su mente.

Utilizar tu mente para el éxito

La mente humana requiere entrenamiento para realizar cualquier cosa. Cambiar tu alimentación no será un movimiento fácil de hacer hasta que seas capaz de hacerte a la idea y poner la mira en la razón por la que necesitas seguir la dieta. Cuando tu mente está apuntando a la dirección correcta, puede resolver cualquier problema que se te atraviese. De acuerdo con un estudio, se registró que la mente humana procesa alrededor de 70,000 pensamientos al día. Considera que estos pensamientos pueden ser tanto buenos como malos. Si utilizas tu mente de la forma correcta, te ayudará a ver el resultado de la dieta baja en

FODMAP sin detenerte a mitad del camino. Sin embargo, si utilizas tu mente de la forma equivocada, puede ser un obstáculo para seguir la dieta.

Si permites que tu mente se llene de pensamientos sobre lo difícil que es la enfermedad IBS y cómo puede terminar no funcionando, no importan los esfuerzos de tu nutriólogo y médico, no verás los resultados finales de la dieta baja en FODMAP que te recomienden. La imagen que tengas de ti mismo es algo determinante para tu vida.

No puedes superar tu imagen personal por ti mismo. También, existe una relación entre los pensamientos y las acciones de la persona. Lo que pienses va a afectar tus acciones, mientras que tus acciones van a dictar lo que serán tus experiencias de vida. A pesar de la tremenda habilidad de la mente para influenciar la vida de una persona, sigue siendo algo sujeto a él o ella. Puedes entrenar tu mente para el éxito. Solamente necesitas tomar las lecciones correctas que te darán el poder para entrenar a tu mente de forma adecuada.

Aprende a llegar al estado pleno de conciencia (mindfulness)

Nuestro mundo está demasiado ocupado para que una persona no se distraiga. A cualquier lado al que mires, existen más distracciones que te pueden desviar. Una forma de tener una mente bien entrenada es aprender a estar presente. Estar presente es lo que obtienes al practicar mindfulness. Se ha demostrado que la técnica de la conciencia plena es beneficiosa. Además de proporcionarle a la persona la habilidad para utilizar su mente de forma correcta, también ayuda a mejorar el bienestar general y la salud mental de la persona.

La Dieta FODMAP Simplificada

. . .

El mindfulness ha sido una herramienta en las manos de los psicoterapeutas que lo han hecho una forma para tratar cierta cantidad de enfermedades mentales, incluyendo ansiedad crónica, depresión, estrés e incluso trastornos alimenticios. El mindfulness ayuda a la persona a ser más productiva.

Llegar al estado pleno de conciencia se realiza al concentrarse en un pensamiento específico sin distraerse con cualquier tipo de idea o juicio. Cuando estés comiendo tus alimentos para la dieta baja en FODMAP, no deberías comer sin pensarlo. Más bien, tómate tu tiempo y siente el sabor de cada bocado mientras pasa por tu boca. Entrena tu mente para concentrar tu atención en lo que es necesario para ti, para sentirte completamente satisfecho mientras sigues la dieta baja en FODMAP.

Utilizar meditación

Una forma de tranquilizar y calmar tu mente acelerada es por medio de la meditación. Es una terapia bastante común que se utiliza al igual que el mindfulness.

Cuando necesitas involucrarte en cualquier nueva aventura, hacer que tu mente se tranquilice y funcione de forma adecuada es algo que necesitas hacer. Y, para lograr eso, necesitas la meditación. Este ha sido un estilo de vida para muchas personas exitosas. Cuando meditas, tu mente se mantiene libre, y será más fácil para ti tomar las decisiones correctas que pondrán a funcionar correctamente tus planes de dieta. Con la meditación, se han registrado reportes de vivir una vida saludable. Por eso, se ha vuelto una herramienta que muchas personas mencionan en el proceso de entrenar la mente o para tratar sus problemas. También te puede ayudar a lidiar con la mitad de todo el problema que tienes con los problemas digestivos.

Puedes meditar diariamente al pasar de 10 a 15 minutos cada mañana antes de comenzar tus actividades que has planeado para el día. Como principiante, este tiempo puede parecer mucho al inicio.

Puedes comenzar con 3 minutos y luego irá aumentando gradualmente el tiempo hasta que llegues a un período de tiempo estándar.

Hacer ejercicio físico

Tienes muchas cosas que ganar haciendo ejercicio físico. Te ayuda a entrenar la mente y, al mismo tiempo, ayuda a la persona tanto físicamente como psicológicamente. El ejercicio te puede ayudar a seguir con la dieta FODMAP que estás por comenzar. La dieta de por sí ya es un gran reto, sin embargo, si estás bien preparado, serás capaz de superar el estrés y las demandas que exige la persona. El ejercicio te ayuda tanto como a un atleta. Por ejemplo, si quieres comer, debes tener un objetivo. Este objetivo será la distancia que quieres correr, el número de vueltas que quieres hacer y posiblemente qué tan rápido quieres ser. Mientras corres, te estás acercando a tu objetivo específico.

Ese entendimiento es lo que te impulsa a seguir adelante a pesar del cansancio que sientes. Incluso cuando estás cansado mientras corres, seguirás buscando una forma de alentarte. La charla motivacional que te das a ti mismo te ayudará a completar la carrera. De esta forma, habrá aprendido la mejor forma para lidiar con los retos que es probable que encuentres mientras sigues con la dieta.

Durante el ejercicio, siempre existe una liberación de endorfinas, las cuales hacen sentir bien a la persona.

Con esto, te ayuda a liberarte del estrés; también ayuda a mejorar el humor. Cuando realizas ejercicio, estás trabajando para tonificar tu cuerpo, lo cual es algo que necesitas para aguantar las exigencias de la dieta baja en FODMAP.

7

Cómo vivir con un nivel bajo de
FODMAP

Cuando finalmente has decidido perder peso he intentado un plan de dieta bajo en carbohidratos, la parte difícil prácticamente ya ha pasado. Todo lo que necesitas hacer ahora es empezar. Veamos cómo serían tus primeros días de un programa de dieta bajo en carbohidratos.

Cualquier plan que elijas, el objetivo es reducir tu consumo diario de carbohidratos y realmente comenzar a perder algo de peso y grasa extra. En el primer día, decide qué tipo de plan de dieta bajo en carbohidratos vas a seguir y conoce cómo funciona ese programa.

En la mayoría de los planes de dieta bajo en carbohidratos, no tendrás ciertos alimentos durante la primera o las primeras dos semanas, pero después puedes añadirlos gradualmente. Tal vez seas capaz de perder algunos alimentos que no sean demasiado altos en carbohidratos en este momento, pero eso todavía no está permitido en tu programa de dieta bajo en carbohidratos. Pero no te desesperes, en las siguientes semanas, muchos de estos alimentos volverán.

Después, debes hacer una lista de lo que vas a comer al menos por la siguiente semana. Incluye aperitivos, comida y líquidos, luego escribe una lista de compras. Por último, tendrás que ir a la tienda y comprar todos los alimentos de tu lista.

Estos pasos te ayudarán a hacer que tu elección comience de la forma correcta con la dieta baja en carbohidratos y ayudarte a seguir correctamente los lineamientos e instrucciones.

El tercer día es cuando vas a comenzar a cambiar la forma en la que comes.

No tienes que esperar hasta el inicio de este día, pero puede ser algo beneficioso comenzar con el inicio de un nuevo día en vez de comenzar a mitad del día.

Comenzar tu nuevo plan de dieta antes hará que te sientas más comprometido con el programa, en vez de sentir que es un esfuerzo que haces para obligarte a empezar.

El día tres también es un buen día para cocinar un poco. Cuando prepares alimentos que están aprobados en tu primera etapa del programa, siempre debes asegurarte de que tienes algo bueno para comer y que pueda ser consumido rápidamente. Uno de los inconvenientes más considerables del programa de dieta es que debes preparar los alimentos adecuados para la comida. Y si no tienes algo cocinado y listo para hacerlo, tus esfuerzos para perder peso es probable que sean saboteados y dejes el plan.

Pero después de esos días de retiro, es probable que te sientas emocionado por los resultados de elegir tu dieta baja en carbohidratos.

Tendrás más tiempo, no estará tan inflamado e incluso puedes descubrir que tus ropas te quedan más holgadas.

Todos tenemos algo en común para las personas con sobrepeso o los que quieren realizar una dieta: comprender y elegir la dieta adecuada diseñada para nosotros mismos como un individuo. Una de las estrategias de las dietas bajas en carbohidratos es algo que muchas personas han escuchado, pero no saben mucho al respecto. Los consumidores tendrán curiosidad por saber cuántos tipos de planes de dieta bajos en carbohidratos están disponibles y cuál es mejor para ellos.

Además, también les gustaría ver cómo funciona la dieta realmente y cuánta comida consumen para elegir ese tipo de dieta específica. Este libro describe todos esos aspectos y puede informarte más sobre cómo puedes tener un plan de dieta bajo carbohidratos.

Aunque has elegido un plan bajo en carbohidratos como tu dieta elegida, saber exactamente qué alimentos comerás es un gran trabajo para ti. La reducción más estricta es el consumo de carbohidratos.

La mayoría de estos carbohidratos reducidos suelen sustituirlos con grasas y proteínas.

Ciertas personas, de hecho, llaman a las dietas bajas en carbohidratos la dieta alta en grasas y proteínas moderadas. Esto explica por sí solo la esencia del consumo de alimentos y, para algunos, eso está bien, pero otras personas se preguntan si es lo más adecuado para ellas y para perder peso.

Los individuos suelen elegir planes específicos de dieta, ya sea baja en carbohidratos, y sólo investigan más sobre si no es apropiada para ellos o su estilo de vida.

Para aquellas personas que tienen sobrepeso y/o diabetes, la dieta baja en grasas y baja en calorías siempre es la más popular según lo que les dicen los programas de salud gubernamentales, pero ahora se sabe que eso no funciona bien. En el caso de los diabéticos, sus síntomas se han deteriorado. Aun así, la única forma de combatir la obesidad, la presión arterial elevada, el colesterol elevado y la diabetes tipo 2 es siguiendo un programa de dieta bajo en carbohidratos.

Este hecho ahora es más claro para los nutriólogos, médicos y demás profesionales. Después de que por fin has decidido una dieta baja en carbohidratos para ti, otra cosa que quieres considerar o investigar es cuánta comida debes comer.

Mientras te encuentras en una dieta baja en carbohidratos o cualquier otra, la cantidad de comida que consumes y el tipo de alimentos que comes es el tema de muchos nuevos debates en todo el mundo. Sin embargo, se sugiere que comas todo lo que quieras o hasta que te sientas satisfecho siguiendo el plan de dieta bajo carbohidratos. Esto es aceptable siempre y cuando te mantengas apegado a los alimentos permitidos como el queso, carne, papa y pollo, y añadas cantidades mínimas de vegetales verdes. Estos alimentos permitidos deben ser observados estrictamente si tienes una dieta baja en carbohidratos. Pero todavía debes estarte preguntando cómo funciona el plan de dieta bajo en carbohidratos.

Este escepticismo o estas preguntas surgen con esta dieta y otros planes de dieta.

No obstante, para eliminar estos miedos, tenemos que comprender que las personas que siguen una dieta baja en carbohidratos deben obtener del 60% al 70% de su consumo diario de grasas calóricas. Los carbohidratos se recomiendan para menos del diez por ciento de tu consumo de calorías y, en algunos casos, incluso menos del cinco por ciento.

Una dieta baja en carbohidratos puede ser una nueva opción para algunas personas en su análisis final, pero definitivamente es algo que ha existido por mucho tiempo. Sólo hasta ahora se ha tomado en serio después de años en los que el gobierno ha dicho que tengamos dietas bajas en grasas y con muchos carbohidratos. Hoy en día estamos viendo el mundo que nos rodea, en el que la obesidad continúa aumentando año con año. La diabetes de adultos aumenta rápidamente. Es momento de comenzar a reconocer los efectos positivos de la dieta baja en carbohidratos, por lo que los médicos y los nutriólogos deben alzar la voz.

. . .

Dieta de súper alimentos: el plan de dieta de moda.

¿Basado en hechos o en ficción?

Todos comprendemos que nuestros cuerpos deben ser tratados mejor de lo que a veces hacemos. Esto es más fácil de lo que suena, por lo regular. Por decirlo de alguna manera, algunos de nosotros intentamos atacar el problema desde dos ángulos al mismo tiempo.

Aunque tenemos buenas intenciones, a veces podemos ser el objetivo de una gran cantidad de tentaciones que nos son buenas para nosotros.

Una de esas tentaciones es comer apresuradamente porque no tenemos tiempo. En tiempos de debilidad, nuestros hábitos alimenticios anteriores cambian al modo piloto automático y nos llevan a un camino menos adecuado. Rápidamente tendemos a elegir alimentos rápidos y convenientes porque es más fácil no planear por adelantado. Todos hemos sido culpables de eso en algún momento. Te harías un gran favor a ti mismo si aprendes a comprar alimentos de forma diferente.

¿Qué tal cuando sentimos que tenemos que trabajar más duro, más horas y más veces de lo que queremos o planeamos?

Si logramos estos esfuerzos adicionales en nuestra vida laboral y, a veces, también en nuestro tiempo libre, terminamos durmiendo. Puede ser difícil lograr tener suficiente descanso o relajación.

. . .

Como cultura, en promedio, tendemos a caer en las costumbres antiguas de la presión social. Combatir la tensión con demasiada cafeína, utilizar suplementos herbales, bebidas energéticas, intentamos combatir nuestra falta de resistencia y solemos combinar estas cosas con muy poca actividad física. Nos engañamos a nosotros mismos para creer que existen soluciones fáciles y rápidas para cualquier carencia.

Así que, cuando escuchas dos frases nuevas llamadas "comida saludable" y "cómo te puede ayudar a sentirte mejor", eres todo oídos. A diferencia de otras grasas dietéticas que han pasado a lo largo de los años, llevar una dieta alta en muchos súper alimentos realmente ha demostrado ser resistente y tener muchas fortalezas.

Ciertamente no vas a rendirte con los primeros resultados o la falta de ellos, pues tiene beneficios saludables.

Felicitaciones si quieres incluir más de ellos en tu dieta diaria. No obstante, necesitas hacer más que sólo beber una taza de té verde cada día, o comer fruta fresca de vez en cuando, para eliminar o revertir el daño que lleva mucho tiempo en tu cuerpo.

Se requiere cierta cantidad de compromiso para comer y beber de forma diferente y lograr los excelentes beneficios que estás buscando. Debes comprender que aceptar este camino no es una solución rápida. No cometas el error de considerar estos alimentos como aburridos o una dieta poco satisfactoria. Debes considerar que es un cambio completo en tu estilo de vida nutricional.

. . .

Debes tomar pequeños pasos mientras te vuelves confiado y seguro con tus nuevas decisiones. Te acostumbras a la idea de que este puede ser un largo camino, uno positivo y de aprendizaje continuo.

Reduce tus expectativas siempre y cuando puedas pensar que puedes lograr tu objetivo.

Hablando en términos prácticos, las palabras súper alimentos incluyen la mayoría de los alimentos en su forma integral, cruda y no procesada, con algunas excepciones. Estos son unos cuantos alimentos saludables milagrosos que puedes incluir en un plan de dieta.

Frutas y verduras

Comer frutas y verduras crudas, de preferencia frescas. Es apropiado si se cocinan al vapor o se fríen un poco de modo que queden ligeramente cocinadas. La siguiente opción sería frutas y verduras congeladas en lugar de enlatadas. Estos alimentos vegetales están llenos de compuestos fotolíticos, vitaminas, minerales, carbohidratos y enzimas.

Aceites

Los aceites de pescados son buenos para el corazón, cerebro y articulaciones, ácidos grasos omega tres muy saludables con pescados de agua fría. El aceite de coco está saturado con aceite vegetal apto para la salud.

Intenta encontrar aceite de cocoa que no haya sido tratado con solventes o calentado para la extracción del aceite. El aceite de oliva es el más nutritivo, aunque es mejor cuando se consume extra virgen. La vitamina E es la menos refinada y mejor.

Nueces

Las nueces están llenas de minerales con vitamina B-9 (folato), vitamina B-3 (niacina), vitamina E, tradición, fibra y hierro. En el aceite monosaturado, estos son más altos que en el polisaturado.

Germinados

Son ricos en minerales, enzimas, vitaminas y proteínas. Son uno de los alimentos completos llenos de nutrientes. Se consideran alimentos vivos ya que continúan creciendo gradualmente después de ser cosechados, y el contenido de vitaminas aumenta después de ser enfriados. Puedes divertirte si los siembras en casa, además de que existen muchos diferentes tipos de germinado.

Té verde

Es considerado superior en términos nutricionales a todas las bebidas, aunque otras bebidas sí tienen propiedades saludables. El té verde es particularmente alto en antioxidantes conocidos como polifenoles. Recientemente se ha descubierto que esta sustancia reduce los efectos perjudiciales del jarabe de maíz alto en fructosa.

Sin embargo, es mejor evitar los productos que se distribuyen comercialmente y hacer tus propias infusiones.

Linaza

Las semillas de linaza son una fuente excelente de ácidos grasos omega-3, una cadena de omega-3 diferente del aceite de pescado. También, una fuente de fibra muscular es un compuesto fotolítico llamados lignanos. Las semillas de linaza son mejores en términos nutricionales que el aceite de linaza. Las semillas son mejores si están molidas porque son pocas y se absorben fácilmente en el cuerpo.

Un molinillo de pimienta funciona muy bien para esto, además de que puedes echar las semillas molidas a cereales, ensaladas y más.

Adicionales

Los tomates y las zanahorias son algunas excepciones. Es mejor comer frutas y verduras crudas que cocidas.

Una hipótesis sugiere que se liberan más de los antioxidantes fotolíticos disponibles en los tomates, y el licopeno y el caroteno beta en las zanahorias cuando se descomponen las células vegetales en el proceso de cocción.

La eliminación de las bebidas refinadas y ricas en cafeína, azúcares y azúcares añadidas y alcohol es algo beneficioso cuando se trata del consumo de líquidos.

Eliminar estas bebidas puede ayudar considerablemente a tu bienestar.

Además de la leche bronca, la ingesta de líquidos primaria debe de estar compuesta de bebidas fermentadas como la kombucha, jugo fresco e infusiones herbales hechas en casa. Eso debe sumar tres cuartos de lo que bebes cada día.

No olvides añadir sal no refinada, pues tiene más minerales que la sal procesada y barata de la tienda. El aumento del consumo de líquidos necesita una porción adecuada de sal.

Puedes esperar que algunas de estas mejoras en tu dieta te cambien el sabor ligeramente por un momento. Esto ayuda a crear una imagen más positiva en tu mente porque estos alimentos son mucho más saludables que los refinados. Pronto comenzarás a darte cuenta de que realmente saben mejor y te dejan más satisfecho que los alimentos procesados. Puedes sazonar estos alimentos con hierbas frescas o secas para mejorar el sabor de los alimentos.

De nuevo, no olvides beber mucha agua con tu nuevo plan de dieta.

El agua debe ser conocida como el líquido corporal estándar que sirve como solvente para mejorar los beneficios de tu nueva dieta de super alimentos.

. . .

Planes de dieta para una pérdida de peso rápida y efectiva

La importancia de una vida saludable ha sido algo que se ha vuelto conocido rápidamente y de forma efectiva en todo el mundo. Como tal, muchos de nosotros ahora estamos intentando perder peso y tener mejor forma.

El concepto actual de pérdida de peso no solamente es para ser delgado y hermoso. Hoy en día, las personas intentan reducir el riesgo de enfermedades para mantener su bienestar general. La pérdida de peso es un remedio problemático. Requiere devoción y más que solo ejercicio físico.

La pérdida de peso no ocurre de la noche a la mañana.

Es un proceso largo, físico y mental. Cientos de estrategias dietéticas están disponibles actualmente en libros, revistas, sitios web, estudios y otras referencias. Pero antes de enfrentarte a cada una de ellas, es muy importante estar decidido en la pérdida de peso. Si tu idea de perder peso no tiene convicción, cualquier plan o ejercicio no será efectivo. Así pues, el primer paso es una perspectiva positiva. Concéntrate en tu objetivo y considera cómo cambiará tu vida la pérdida de peso.

Estarás más motivado y enfocado a reducir tu peso de esta manera. Una vez que hayas hecho esto, encuentra la dieta adecuada para remover los kilos adicionales.

8

Desayunos bajos en FODMAP

1. Quinoa con manzana y canela

TIEMPO DE PREPARACIÓN: 2 minutos
Tiempo de cocción: 8 minutos
Porciones: 4
Ingredientes:

- ½ taza de quinoa, enjuagada
- 1 ½ tazas de agua
- ¼ cucharadita de sal
- 1 manzana, sin semillas y cortada en cuadritos
- 2 cucharadas de canela
- ½ cucharadita de vainilla

Preparación:
Añade la lista de ingredientes a tu olla de presión instantánea. Cierra la tapa y cocina a presión alta por 8 minutos. Deja que la presión se libere naturalmente por 10 minutos. Sirve y disfruta.
Nutrición:

Calorías: 255 kcal
Grasas totales: 13 g
Grasas saturadas: 4 g
Colesterol: 0 mg
Sodio: 0 mg
Carbohidratos totales: 33 g
Fibra: 2 g
Azúcar: 5 g
Proteína: 5 g

2. Potaje de 5 granos
    Tiempo de preparación: 5 minutos
    Tiempo de cocción: 5 minutos
    Porciones: 4
    Ingredientes:

- 3 ½ tazas de agua
- 3 cucharadas de semillas de linaza
- 2 cucharadas de semilla de chía
- ¼ de taza de amaranto
- ¼ taza de quinoa, enjuagada y escurrida
- ½ taza de avena
- 1 cucharada de mantequilla de almendra
- Una pizca de sal

Preparación:
En una olla de presión instantánea, derrite la mantequilla y luego añade los ingredientes secos, revuelve bien. Añade agua y revuelve. Cierra la tapa y cocina por 5 minutos a presión alta. Deja que se libere la presión naturalmente por 10 minutos. Revuelve bien y sirve con las guarniciones deseadas. Disfruta.

Nutrición:
Calorías: 270 kcal
Grasas totales: 10 g

Grasas saturadas: 3 g
Colesterol: 0 mg
Sodio: 0 mg
Carbohidratos totales: 30 g
Fibra: 3 g
Azúcar: 10 g
Proteína: 9 g

3. Hot cakes de mantequilla de maní
Tiempo de preparación: 5 minutos
Tiempo de cocción: 10 minutos
Porciones: 4

Ingredientes:

- 4 huevos
- Aceite de cocina en spray
- ¼ de taza de queso cottage
- 2 cucharadas de jarabe de maple puro
- 1 cucharadita de extracto de vainilla
- 1 taza de fresas frescas rebanadas
- 1 taza de mantequilla de maní cremosa, sin azúcar

Preparación:
Calienta un sartén con fuego medio alto. En una licuadora o en un procesador de alimentos, revuelve los huevos, mantequilla de maní, queso cottage, jarabe de maple y vainilla. Revuelve hasta que tenga una textura suave y uniforme. En medidas de dos cucharadas, echa la mezcla en el sartén precalentado, 3 hot cakes a la vez, dejando espacio para que se extienda cada uno. Cocina por 2 o 3 minutos, hasta que se empiecen a formar burbujas en la superficie. Da la vuelta a cada hot cake y cocina el otro lado por 2 a 3 minutos hasta que hayan oscurecido los bordes. Coloca en un plato y sirve con las fresas rebanadas.

. . .

CONSEJO DE SUSTITUCIÓN: si eres alérgico o intolerante a los productos lácteos, reemplaza el queso cottage con yogur de nuez natural y sin azúcar, puede ser yogur de leche de almendras o yogur de leche de coco. Para ser más amigable con los síntomas de reflujo, reduce las cantidades de las porciones a la mitad y utiliza queso cottage bajo en grasas o libre de grasa.

Nutrición:
   Calorías: 495 kcal
   Grasas totales: 37 g
   Grasas saturadas: 8 g
   Colesterol: 0 mg
   Sodio: 417 mg
   Carbohidratos totales: 23 g
   Fibra: 5 g
   Azúcar: 0 g
   Proteína: 24 g

4. Hot cakes de pay de calabaza
   Tiempo de preparación: 5 minutos
   Tiempo de cocción: 10 minutos
   Porciones: 4

Ingredientes:

- 1 taza de puré de calabaza
- 4 huevos batidos
- 1 cucharada de semillas de linaza molidas
- 1 cucharada de harina de trigo sarraceno
- 1 cucharadita de polvo para hornear
- 1 cucharadita de especia de pay de calabaza
- Una pizca de sal

- Aceite para cocinar antiadherente

Preparación:

En un pequeño recipiente, bate el puré de calabaza y los huevos hasta que estén bien mezclados. En un recipiente mediano, mezcla las semillas de linaza, la harina, el polvo para hornear, la especia de pay de calabaza y la sal. Integra los ingredientes húmedos con los ingredientes secos hasta que estén bien combinados. Rocía aceite en un sartén y ponlo a calentar a fuego medio alto. Divide la mezcla en porciones de ¼ de taza y echa en la sartén. Con la parte de atrás de una cuchara, esparce la mezcla para que quede delgada. Cocina alrededor de tres minutos, hasta que se formen burbujas en la superficie. Voltea y cocina por otros tres minutos, hasta que haya oscurecido del otro lado.

CONSEJO DE INGREDIENTES: quizás hayas escuchado en las redes sociales que la mayoría de la calabaza enlatada ni siquiera es calabaza, sino zapallo. Esto no es verdad. Si la lata dice que es 100% calabaza, significa que contiene calabaza. Así pues, busca un puré de calabaza que en su etiqueta diga 100% calabaza.

Nutrición:

Calorías: 102 kcal

Grasas totales: 5 g

Grasas saturadas: 2 g

Colesterol: 0 mg

Sodio: 105 mg

Carbohidratos totales: 8 g

Fibra: 3 g

Azúcar: 0 g

Proteína: 7 g

. . .

5. Pan francés

Tiempo de preparación: 5 minutos
Tiempo de cocción: 10 minutos
Porciones: 2

Ingredientes:

- 4 huevos batidos
- 1 taza de leche de almendras sin endulzar
- 1 cucharadita de extracto de vainilla
- 1 cucharadita de ralladura de naranja
- 1 sobre de stevia
- ½ cucharadita de nuez moscada molida
- 4 rebanadas de pan libre de gluten
- Aceite para cocinar antiadherente

Preparación:
En un recipiente mediano, bate los huevos, la leche de almendras, la vainilla, la ralladura de naranja, la stevia y la nuez moscada. Remoja las rebanadas de pan en la mezcla por unos 5 minutos. Rocía con el aceite un sartén grande y colócalo sobre fuego medio alto. Coloca el pan remojado. Cocina por unos 5 minutos, hasta que dore de un lado. Voltea y con una del otro lado por unos 3 a 4 minutos.

CONSEJO DE INGREDIENTES: busca el pan libre de gluten en la sección de congelados en el supermercado.

Nutrición:
Calorías: 206 kcal

Grasas totales: 12 g
Grasas saturadas: 3 g
Colesterol: 0 mg
Sodio: 336 mg
Carbohidratos totales: 12 g
Fibra: 1 g
Azúcar: 0 g
Proteína: 13 g

6. Pan tostado con plátano

Tiempo de preparación: 5 minutos
Tiempo de cocción: 5 minutos
Porciones: 2

Ingredientes:

- 1 plátano maduro
- ½ cucharadita de canela molida
- 4 rebanadas de pan de caja libre de gluten

Preparación:
Tuesta el pan hasta que tenga el dorado deseado. En un pequeño recipiente, aplasta el plátano con la canela y luego esparce en el pan.

CONSEJO DE COCINA: en este caso funcionan mejor los plátanos maduros o muy maduros porque se aplastan con mayor facilidad, así que es una excelente forma de utilizar aquellos plátanos que se han pasado un poco. Puedes ser creativo: añade semillas de girasol o pepitas (semillas de calabaza) en el puré de plátano para que esté un poco crujiente.

. . .

Nutrición:
- Calorías: 102 kcal
- Grasas totales: <1 g
- Grasas saturadas: 0 g
- Colesterol: 0 mg
- Sodio: 123 mg
- Carbohidratos totales: 23 g
- Fibra: 2 g
- Azúcar: 0 g
- Proteína: 2 g

7. Frittata baja en FODMAP

Tiempo de preparación: 5 minutos
Tiempo de cocción: 20 minutos
Porciones: 8

Ingredientes:

- Algo de aceite para freír
- 6 tomates cherry
- 2 rebanadas de jamón
- 8 huevos medianos
- 2 manojos de espinacas

Preparación:

. . .

Coloca la espinaca en una sartén pequeña, añade alrededor de tres cucharadas de agua, calienta a fuego medio y deja que se cocine por 2-3 minutos o hasta que esté completamente suave.

Echa los huevos en un recipiente mediano y bátelos ligeramente con un tenedor o batidora. Corta el jamón en pequeños pedazos y revuélvelo con el huevo.

Añade la espinaca y mezcla hasta que esté completamente combinado. Sazona con sal y pimienta para dar sabor.

Echa algo de aceite en un sartén, coloca a fuego medio y deja que se caliente por 5 minutos. Echa la mezcla de huevo y asegúrate de que se esparce de manera uniforme, luego deja que se cocine 5 minutos de cada lado. No le des vuelta a la frittata aun cuando parezca que ya están cocinadas las orillas; más bien, revisa que esté cocinado el centro, de lo contrario, deja otro par de minutos en el fuego.

Apaga el fuego y luego utiliza una espátula para colocar la frittata en un plato. Utilizar un cuchillo filoso para contar la frittata en rebanadas. Puedes servir frío o caliente.

NOTA: puedes servir las frittatas con una guarnición si planeas comer de forma inmediata, de lo contrario, deja que se enfríe un momento, luego coloca cada porción en contenedores y refrigera.

Nutrición:
Calorías: 169 kcal
Grasas totales: 11 g
Grasas saturadas: 0 g

Colesterol: 0 mg
Sodio: 0 mg
Carbohidratos totales: 7 g
Fibra: 0 g
Azúcar: 2 g
Proteína: 8 g

8. Hot cakes de plátano bajos en FODMAP

Tiempo de preparación: 5 minutos
Tiempo de cocción: 20 minutos
Porciones: 2

Ingredientes:

- 2 huevos grandes
- 1 cucharada de azúcar morena
- ¼ cucharadita de polvo para hornear
- ¼ de nuez moscada molida
- ½ cucharadita de canela molida
- 160 gramos de plátano (firme, sin partes café)
- 2 cucharadas de harina libre de gluten para todo propósito
- 3 cucharadas de mantequilla deslactosada o aceite de oliva para cocinar

Acompañamiento:

- Una pizca de azúcar glass
- 10 moras azules
- 6 cucharadas de yogur deslactosado o yogur de coco

Preparación:

Pela los plátanos y colócalos en un recipiente grande, luego aplástalos o licúalos hasta que estén suaves. Mezcla con los huevos. Añade la sal, la nuez moscada, la harina, la azúcar morena, canela y polvo para hornear, mezcla hasta que esté todo bien combinado.

Coloca una sartén grande a fuego medio, añade una cucharada de la mantequilla deslactosada.

Coloca un poco de la mezcla (de 3 a 4 cucharadas) en la sartén para tener el tamaño deseado de tus hot cakes. Deja que la mezcla se cocine a fuego medio de 3 a 5 minutos o hasta que surjan pequeñas burbujas en la superficie. Levanta un poco las orillas del hot cake para revisar que estén bien cocidas y ligeramente doradas, si ya está lista, dale la vuelta. Cocina ambos lados hasta que esté a punto y ligeramente dorado. Sirve con moras azules o con yogur bajo en FODMAP y disfruta.

NOTA: si en algún punto, los hot cakes se pegan al sartén, puedes añadir un poco de mantequilla deslactosada o aceite de oliva para engrasar un poco en sartén, y si parece que los hot cakes se queman demasiado rápido, disminuye el fuego y deja el sartén por un momento antes de añadir más mezcla.

Nutrición:
Calorías: 278 kcal
Grasas totales: 12 g
Grasas saturadas: 0 g

Colesterol: 0 mg
Sodio: 0 mg
Carbohidratos totales: 30 g
Fibra: 0 g
Azúcar: 2 g
Proteína: 14 g

9. Potaje de quinoa bajo en FODMAP

Tiempo de preparación: 2 minutos
Tiempo de cocción: 25 minutos
Porciones: 2

Ingredientes:

- 10 frambuesas
- ½ taza de quinoa
- 1 taza de agua
- 1 taza de leche baja en FODMAP
- 20 moras azules (frescas o congeladas)
- ¼ de cucharadita de canela molida
- 4 cucharaditas de jarabe de maple puro
- 1 cucharadita de aceite neutro (de girasol, canola o arroz)

Preparación:

Enjuaga la quinoa con agua fría con ayuda de un colador. Colócala en un sartén mediano y añade una cucharada o dos de aceite.

Coloca la sartén sobre un fuego bajo y permite que la quinoa se cocine hasta que pierda su humedad por completo y comience a tostarse (tarda alrededor de 2 minutos), luego añade agua. Cuando el agua hierva, luego baja el fuego. Cubre y deja cocinar por 10 a 15 minutos hasta que esté esponjoso y suave. Revuelve y drena el exceso de agua si es necesario. Añade canela, leche baja en FODMAP y jarabe de maple, revuelve hasta mezclar bien. Añade un poco más de leche si se evapora rápidamente la anterior, revuelve y permite que se cocine por unos 5 minutos. Sirve el potaje en unos platos y sirve con las moras azules y las frambuesas.

NOTA: también puedes almacenar el potaje en un frasco de vidrio hasta por una semana. Todo lo que necesitas hacer es mantener los ingredientes hasta que le añadiste jarabe de maple almacenados hasta que estés listo para comerlo.

Nutrición:
  Calorías: 281 kcal
  Grasas totales: 6 g
  Grasas saturadas: 0 g
  Colesterol: 0 mg
  Sodio: 0 mg
  Carbohidratos totales: 50.2 g
  Fibra: 0 g
  Azúcar: 15.7 g
  Proteína: 6.7 g

10. Tortilla baja en FODMAP

Tiempo de preparación: 5 minutos

Tiempo de cocción: 5 minutos
Porciones: 1

Ingredientes:

- ¼ de taza de agua
- 1 taza de harina libre de gluten para todo propósito
- ½ cucharada de aceite de oliva extra virgen
- Una pizca de sal

Preparación:
Echa aceite, agua y sal en una licuadora y revuelve hasta que se forme una masa suave, o coloca los ingredientes en un recipiente y mezcla a mano. Corta la masa en dos y coloca una pieza entre dos pedazos de papel encerado, aplana la masa con un rodillo hasta que esté delgada. Retira los papeles con cuidado, luego repite el proceso para el resto de la masa. Coloca un sartén en fuego bajo y coloca la masa aplanada con mucho cuidado, luego permite que se cocine por 1-2 minutos o hasta que la parte de abajo esté un poco dorada, luego voltea y cocina del otro lado por otros 1-2 minutos. Sirve y disfruta.

NOTA: alternativamente, puedes dejar un pedazo de papel en la parte superior de la masa aplanada hasta que esté bien cocinada la parte de abajo y luego puedes retirar el papel y darle la vuelta para permitir que se cocine hasta que esté ligeramente dorada. Aunque debes tener mucho cuidado, ya que el papel es inflamable, así que no lo dejes entrar en contacto directo con el fuego. Este método también ayuda a que la masa no se hinche tanto, lo que hará que la tortilla quede plana y flexible. También considera que las tortillas van a endurecer si se cocinan de más, así que pon un cronómetro si crees que no puedes calcular el tiempo por tu cuenta.

Nutrición:
Calorías: 177 kcal
Grasas totales: 2 g
Grasas saturadas: 0 g
Colesterol: 0 mg
Sodio: 0 mg
Carbohidratos totales: 35 g
Fibra: 0 g
Azúcar: 3 g
Proteína: 1.8 g

11. Hot cakes de calabaza bajos en FODMAP

Tiempo de preparación: 20 minutos
Tiempo de cocción: 30 minutos
Porciones: 6

Ingredientes:

- ½ cucharadita de nuez moscada molida
- 4 cucharadas de agua
- 2 cucharaditas de polvo para hornear
- ½ cucharadita de jengibre molido
- 2 huevos medianos
- 3 cucharadas de azúcar morena
- ¼ de cucharadita de sal
- 2 cucharaditas de canela molida
- 1 cucharadita de bicarbonato de sodio
- 2 cucharadas de aceite neutro
- 2 tazas de leche baja en FODMAP
- 2 tazas de harina libre de gluten para todo propósito
- 1 taza de puré fresco de calabaza o calabaza enlatada

Para servir (opcional):

- 4 cucharadas de jarabe puro de maple
- 2 cucharadas de semillas de calabaza

Preparación:

Precalienta el horno a 50°C.

Para realizar un puré de calabaza (si no lo tienes ya hecho), lava, pela y quita las semillas de una calabaza de tamaño mediano, córtala en pequeños pedazos, luego colócalos en un recipiente mediano apto para horno con unas 4 o 5 cucharadas de agua, luego métalo en el horno y deja que se suavice unos 5 a 10 minutos o hasta que la calabaza esté suave.

Enjuaga las calabazas en agua fría por un momento, escurre el agua y deja de lado para que se enfríe por unos minutos. Una vez que esté frío, coloca la calabaza en la licuadora, añade de 3 a 4 cucharadas de agua y licua. Si el puré parece demasiado espeso, añade otra cucharada de agua y licua. Repite este proceso hasta que tenga la consistencia correcta (no demasiado espeso ni muy líquido).

Coloca la azúcar morena, el bicarbonato de soda, sal, harina, canela, polvo para hornear, jengibre y la nuez moscada en un recipiente grande, revuelve hasta que esté bien integrada. En otro recipiente, mezcla bien el huevo, la leche y el aceite. Añade el puré de calabaza a los ingredientes líquidos y revuelve bien. Echa los ingredientes líquidos a los secos e integra bien. Si la mezcla parece demasiado espesa, añade un poco de leche baja en FODMAP.

. . .

Agrega una cucharada de aceite neutral en una sartén grande y enciende el fuego a media intensidad, deja que el aceite se caliente por un minuto, luego echa un cuarto de taza de la mezcla en la sartén.

Cocina por tres minutos de cada lado o utiliza una espátula para levantar ligeramente las orillas y revisa si ya están ligeramente doradas, si así es, dale la vuelta y deja que se cocine del otro lado hasta que quede a punto.

Coloca los hot cakes listos en un papel para hornear o en una bandeja y mételos en el horno para mantenerlos calientes mientras cocinas el resto de la mezcla. Sirve con plátano, tocino, jarabe de maple o semillas tostadas de calabaza.

NOTA: sé consciente de cuánta leche adicional le agregas a la mezcla, porque puede quedar demasiado líquida. Si eso sucede, añade una cucharada de harina libre de gluten, revuelve y repite, si es necesario, para lograr la consistencia correcta.

Nutrición:
Calorías: 531 kcal
Grasas totales: 24.3 g
Grasas saturadas: 0 g
Colesterol: 0 mg
Sodio: 0 mg
Carbohidratos totales: 65.1 g
Fibra: 0 g
Azúcar: 21.2 g
Proteína: 11 g

. . .

12. Potaje de quinoa con moras

Tiempo de preparación: 10 minutos
Tiempo de cocción: 20 minutos
Porciones: 2

Ingredientes:

- 1 cucharadita de aceite
- 1 taza de agua
- ½ taza de quinoa
- ¾ de taza de leche de coco
- ¼ de taza de canela molida
- 4 cucharaditas de jarabe de maple puro
- 1 taza de moras frescas de tu elección

Preparación:
Coloca la quinoa en un colador para enjuagar bajo el agua fría por al menos 2 minutos.

Coloca en una sartén y añade el aceite. Tuesta la quinoa a fuego medio o hasta que la quinoa esté dorada. Añade una taza de agua y deja que hierva por 15 minutos. La quinoa está cocida cuando se ve esponjosa. Drena el agua y regresa la quinoa a la sartén.

Añade la leche de coco, la canela y el jarabe de maple.

Permite que se cocine por 5 minutos. Agrega las moras antes de servir.

. . .

Nutrición:

Calorías: 441 kcal
Grasas totales: 26.5 g
Grasas saturadas: 19.6 g
Carbohidratos totales: 46.8 g
Carbohidratos netos: 40.2 g
Proteína: 8.6 g
Azúcar: 14.5 g
Fibra: 6.6 g
Sodio: 20 mg
Potasio: 615 mg

12. Omelet de salmón y espinaca

Tiempo de preparación: 5 minutos
Tiempo de cocción: 6 minutos
Porciones: 2

Ingredientes:

- 6 huevos grandes
- 1 ½ cucharadas de leche de coco
- 1/8 de cucharadita de paprika
- 1 lata de salmones enlatados, separados
- 2 tazas de espinaca
- ½ taza de tomates Cherry, cortados a la mitad
- Sal y pimienta al gusto
- 2 cucharaditas de aceite de girasol

Preparación:

En un recipiente, bate los huevos con la leche de coco hasta que estén bien combinados.

Sazona con sal y pimiento. Calienta un sartén a fuego medio y añade el aceite de girasol. Echa la mezcla de huevo y espolvorea la paprika. Añade el salmón y la espinaca. Deja reposar un momento y luego da vuelta al omelet. Cocina hasta que la espinaca se suavice. Sirve y decora con los tomates.

Nutrición:

Calorías: 556 kcal
　Grasas totales: 35.8 g
　Grasas saturadas: 10.8 g
　Sodio: 954 mg
　Carbohidratos totales: 6.1 g
　Carbohidratos netos: 4.8 g
　Fibra: 1.3 g
　Azúcar: 2.2 g
　Proteína: 52.7 g
　Potasio: 1023 mg

13. Muesli para el desayuno

Tiempo de preparación: 10 minutos
　Tiempo de cocción: 15 minutos
　Porciones: 6

Ingredientes:

- 5 tazas de hojuelas de maíz libres de gluten
- 1 ½ tazas de quinoa inflada
- 4 cucharadas de semillas de calabaza
- 15 chips de plátano, trituradas
- 6 cucharadas de aceite de oliva
- 1/3 de taza de azúcar morena
- 7 cucharadas de coco seco rallado

Preparación:

Precalienta el horno a 150°C. Coloca las hojuelas de maíz en una bolsa de plástico y tritúralas usando un rodillo. En un recipiente, echa las hojuelas de maíz, la quinoa inflada, el coco, las semillas de calabaza y las chips de plátano. Revolver bien con el aceite de oliva y el azúcar morena. Extiende la mezcla sobre una bandeja cubierta con papel para hornear.

Hornea por 15 minutos mientras remueves un poco cada 10 minutos para una cocción uniforme. Una vez que esté listo, deja enfriar antes de colocar en un contenedor sellado.

Nutrición:

Calorías: 464 kcal
  Grasas totales: 19.5 g
  Grasas saturadas: 3.1 g
  Sodio: 241 mg
  Carbohidratos totales: 62.9 g
  Carbohidratos netos: 56.3 g

Fibra: 6.6 g
Azúcar: 12.6 g
Proteína: 11.2 g
Potasio: 249 mg

14. Huevo con garbanzos en pan tostado

Tiempo de preparación: 3 minutos
Tiempo de cocción: 5 minutos
Porciones: 1
Ingredientes:

- ¼ de taza de garbanzos enlatados, escurridos y enjuagados
- ¼ de taza de tomates licuados
- 1/8 de cucharadita de paprika
- 1/8 de salsa Worcestershire
- 1 huevo
- 1 rebanada de pan libre de gluten, tostada
- 1 manojo de arúgula
- Sal y pimiento al gusto

Preparación:

En un recipiente, combina los garbanzos con los tomates. Añade la paprika y la salsa Worcestershire. Sazona con sal y pimienta. Calienta en un sartén por 5 minutos. Poner aparte. Calienta en un sartén antiadherente y prepara el huevo estrellado al término que te guste.

. . .

En un plato. Sirve el pan, encima el huevo, luego los garbanzos y, al final, la arúgula.

Nutrición:
Calorías: 276 kcal
Grasas totales: 11.6 g
Grasas saturadas: 4.9 g
Sodio: 221 mg
Carbohidratos totales: 28.2 g
Carbohidratos netos: 23.3 g
Fibra: 4.9 g
Azúcar: 7.1 g
Proteína: 15.6 g
Potasio: 628 mg

9

Almuerzos bajos en FODMAP

1. Platillo de betabel y rábano picante

Tiempo de preparación: 10 minutos
Tiempo de cocción: 15 minutos
Porciones: 4

Ingredientes:

- 1 taza de agua
- 2 cucharadas de crema de coco
- 1 cucharada de leche de almendras
- 1 cucharadita de rábano picante
- ¼ de cucharadita de ralladura de limón
- 1/8 de cucharadita de sal
- 2 cucharaditas de mantequilla de almendras sin sal
- 1 cucharada de cebollín fresco, picado
- 2 betabeles grandes, hojas, lavados y cortadas las raíces

Preparación:

Corta las hojas de betabel y déjalas de lado por el momento.

Añade agua a una olla de presión y coloca una rejilla para cocinar al vapor, coloca los betabeles en la rejilla. Tapa la olla y cocina a presión alta por 10 minutos, libera la presión de forma natural por unos 10 minutos. Cuando los betabeles estén listos, destapa la olla y retira los betabeles. Deja que se enfríen.

Mientras se cocinan los betabeles, lava las hojas y córtalas en listones de 1 cm de grosor. En un recipiente, bate la crema de coco, el rábano picante, la ralladura de limón y una pizca de sal.

Utiliza un cuchillo para pelar los betabeles y cortarlos en pedazos medianos.

En otra olla o en la misma (después de lavarla), derrite la mantequilla. Añade las hojas de betabel y espolvorea un poco de sal. Cocina por 3 o 4 minutos. Agrega los pedazos de betabel y revuelve por 1 o 2 minutos. Sirve en un plato y adereza con la mezcla de la crema. Espolvorea con cebollín y disfruta.

Nutrición:
Calorías: 70 kcal
Grasas totales: 5 g
Grasas saturadas: 1 g
Colesterol: 0 mg
Sodio: 0 mg
Carbohidratos totales: 9 g
Fibra: 4 g
Azúcar: 4 g
Proteína: 2 g

2. Basmati confeti

. . .

Tiempo de preparación: 5 minutos
Tiempo de cocción: 5 minutos
Porciones: 4

Ingredientes:

- 1 cucharada de aceite de oliva
- 1 pimiento, cortado en cubitos
- 1 zanahoria, rallada
- 2-3 tazas de agua
- ½ taza de ejotes
- 1 taza de arroz basmati de grano largo

Preparación:

En una olla de presión calienta el aceite de oliva. Echa los pimientos y las zanahorias y aplástalos un poco con una espátula. Añade agua poco a poco hasta llegar a las tres tazas. Agrega el arroz y los ejotes. Tapa la olla y deja cocinar a alta presión por 3 minutos. Deja que se libere la presión de forma natural. Remueve un poco el arroz con un tenedor y sirve.

Nutrición:

Calorías: 270 kcal
Grasas totales: 5 g
Grasas saturadas: 1 g
Colesterol: 0 mg
Sodio: 0 mg

Carbohidratos totales: 30 g
Fibra: 4 g
Azúcar: 1 g
Proteína: 6 g

3. Camarón salteado con arroz de cilantro y limón

Tiempo de preparación: 10 minutos
Tiempo de cocción: 10 minutos
Porciones: 4

Ingredientes:

- 3 cucharadas de aceite de ajo
- 2 tazas de arroz integral cocinado
- ¼ taza de vinagreta de cilantro y limón
- ½ cucharadita de sal de mar
- 450 gramos de camarones medianos, pelados y desvenados

Preparación:

En un sartén antiadherente grande sobre un fuego medio alto, calienta el aceite de oliva. Añade los camarones. Cocina por unos 5 minutos, moviendo de vez en cuando, hasta que los camarones estén color rosa. Agrega el arroz, la vinagreta y la sal. Cocina por 2 minutos más, integrando los ingredientes.

. . .

CONSEJO DE SUSTITUCIÓN: para que sea amigable con los propensos al reflujo, reemplaza el aceite de ajo con 2 cucharadas de aceite de oliva.

Nutrición:
Calorías: 360 kcal
Grasas totales: 11 g
Grasas saturadas: 2 g
Colesterol: 0 mg
Sodio: 494 mg
Carbohidratos totales: 38 g
Fibra: 2 g
Azúcar: 0 g
Proteína: 28 g

4. Camarones y pimientos al chile con limón

Tiempo de preparación: 10 minutos
Tiempo de cocción: 10 minutos
Porciones: 4

Ingredientes:

- 3 cucharadas de aceite de ajo
- 1 pimiento rojo, cortado en cubos
- 450 gramos de camarones, pelados y desvenados
- El jugo de 1 limón
- 1 cucharadita de chile en polvo
- ½ cucharadita de sal de mar
- 1/8 de cucharadita de pimiento de cayena
- 1/8 de cucharadita de pimienta negra recién molida

Preparación:

En un sartén grande sobre fuego medio alto, calienta el aceite de ajo. Añade el pimiento. Cocina por 3 minutos, moviendo ocasionalmente. Agrega los camarones y cocina por unos 5 minutos, moviendo de vez en cuando, hasta que estén de color rosa. Echa el jugo de limón, el polvo de pimiento de cayena, el chile en polvo, la sal y la pimienta. Revuelve y cocina por 2 minutos.

CONSEJO DE SUSTITUCIÓN: si eres alérgico a los mariscos, puedes reemplazar los camarones con bacalao y cocinar por unos 5 minutos. También puedes usar pechugas de pollo cortadas en cubos y cocinarlas por unos 7 minutos.

Nutrición:
Calorías: 360 kcal
Grasas totales: 11 g
Grasas saturadas: 2 g
Colesterol: 0 mg
Sodio: 494 mg
Carbohidratos totales: 38 g
Fibra: 2 g
Azúcar: 0 g
Proteína: 28 g
5. Camarones con limón y pimienta

Tiempo de preparación: 5 minutos
Tiempo de cocción: 8 minutos
Porciones: 4

· · ·

Ingredientes:

- 2 cucharadas de aceite de ajo
- Jugo de 2 limones
- ½ cucharadita de sal de mar
- ½ cucharadita de pimienta negra recién molida
- 450 gramos de camarones, pelados y desvenados

Preparación:

En un sartén grande sobre fuego medio alto, calienta el aceite de ajo. Añade los camarones.

Cocina por unos 5 minutos, moviendo ocasionalmente, hasta que estén color rosado. Agrega el jugo de limón y luego la sal y la pimienta. Deja cocinar por 3 minutos más.

CONSEJO DE SUSTITUCIÓN: si eres alérgico a los mariscos, reemplaza los camarones con 450 gramos de pescado blanco como el bacalao o rodaballo, cortando en pedazos de unos 2 centímetros.

Nutrición:
Calorías: 119 kcal
Grasas totales: 2 g
Grasas saturadas: 0 g
Colesterol: 0 mg

Sodio: 494 mg
Carbohidratos totales: 2 g
Fibra: 0 g
Azúcar: 0 g
Proteína: 25 g

6. Vieiras a la sartén con kale salteado

Tiempo de preparación: 10 minutos
Tiempo de cocción: 15 minutos
Porciones: 4

Ingredientes:

- Jugo de 1 naranja
- Ralladura de 1 naranja
- 450 gramos de vieiras
- ½ cucharadita de sal de mar
- 2 cucharadas de aceite de oliva extra virgen
- 3 tazas de hojas de kale, cortadas y sin tallos
- 1/8 de cucharadita de pimienta negra recién molida

Preparación:

En un sartén antiadherente grande sobre fuego medio alto, calienta el aceite de oliva. Mueve en círculos la sartén para que la superficie quede cubierta de aceite. Sazona las vieiras con sal y pimiento, luego colócalas en el sartén caliente y cocina unos 3 minutos por cada lado. Sirve las vieiras en un recipiente y cubre con papel de aluminio para mantenerlas calientes.

. . .

Regresa la sartén al fuego y echa las hojas de kale. Cocina por unos 5 minutos, moviendo continuamente. Añade el jugo de naranja y la ralladura de naranja. Cocina por 3 minutos más. Sirve el kale en un plato y, encima, coloca las vieiras.

CONSEJO DE SUSTITUCIÓN: para que sea más amigable con las personas que padecen de reflujo, reemplaza el jugo de naranja con ½ taza de caldo de vegetales bajo en FODMAP, pero mantén la ralladura de naranja.

CONSEJO DE INGREDIENTES: para preparar las vieiras, remueve el tendón duro junto con el lado de cada uno con ayuda de un cuchillo filoso. De lo contrario, se van a encoger y endurecer cuando se cocinen.

Nutrición:
Calorías: 199 kcal
Grasas totales: 8 g
Grasas saturadas: 1 g
Colesterol: 0 mg
Sodio: 439 mg
Carbohidratos totales: 11 g
Fibra: <1 g
Azúcar: 0 g
Proteína: 21 g

1. Macarrones bajos en FODMAP

Tiempo de preparación: 10 minutos
Tiempo de cocción: 10 minutos
Porciones: 10

Ingredientes:

- 1 cucharada de mostaza
- ½ taza de yogur deslactosado o de producto no lácteo
- ¼ de taza de cebollín fresco picado
- ¼ de taza de mayonesa
- 1 taza de macarrones (o lentejas) libres de gluten ya cocinados
- 1 cucharadita de sal kosher
- 2 cucharadas de vinagre de sidra de manzana
- ½ taza de zanahorias picadas
- ¼ de cucharadita de pimienta negra
- 1 taza de pimiento verde picado

Preparación:

Coloca el vinagre, el yogur, la sal, la pimienta, la mayonesa y la mostaza en un recipiente grande, mezcla bien hasta que estén bien integrados, luego añade el pimiento, cebollín, zanahorias y macarrones. Revuelve con una cuchara de madera hasta que estén bien combinados. Sirve inmediatamente o coloca en un recipiente plástico para almacenarlo en el refrigerador hasta el momento en el que quieras consumirlos.

Nutrición:

Calorías: 152 kcal
Grasas totales: 4 g
Grasas saturadas: 0 g
Colesterol: 0 mg
Sodio: 0 mg
Carbohidratos totales: 21 g
Fibra: 0 g
Azúcar: 2 g

Proteína: 7 g

2. Ensalada de quinoa baja en FODMAP

Tiempo de preparación: 10 minutos
Tiempo de cocción: 20 minutos
Porciones: 6

Ingredientes:

- 1 taza de queso feta
- 1 taza de quinoa sin cocinar
- ¼ de cucharadita de pimienta negra
- 2 tazas de caldo de verduras
- 3 cucharadas de jugo de limón
- 1 taza de tomates picados
- 1 cucharadita de albahaca seca
- 1 taza de pepinos picados
- ¼ de cucharadita de sal
- 1 cucharadita de orégano seco
- 2 cucharadas de aceite de oliva extra virgen
- 1 taza de pimientos picados
- ½ taza de cebolletas (sólo la parte verde) picadas

Preparación:

En un sartén mediano, echa el caldo de verduras y pon a calentar a fuego medio hasta que hierva. Agrega la quinoa y baja el fuego.

Deja que repose unos 15 minutos hasta que el caldo sea absorbido completamente. Pasa la quinoa a un recipiente grande y deja enfriar hasta que sea momento para utilizar. Lava todos los vegetales y luego córtalos en cubos pequeños o tamaño apto para bocados, también corta el queso feta en pedazos pequeños. Una vez que los vegetales estén listos, añádelos al recipiente con la quinoa, junto con los demás ingredientes. Revuelve hasta que estén bien incorporados. Prueba un poco y realiza los cambios necesarios con la sal y pimienta para sazonar.

NOTAS: Puedes utilizar aceite con infusión de ajo si no tienes aceite de oliva, tiene un sabor único que le dará un buen toque a esta receta, también puedes usar ambos al dividir las cantidades, 1 cucharada de cada uno. El aceite tiene un olor y sabor muy concentrados, por lo que puedes intentar con una cucharada o dos y luego añadir más si sientes la necesidad. También debes tomar en cuenta que las partes blancas de la cebolleta contienen fructanos, razón por la cual recomiendo sólo utilizar la parte verde para esta receta. Esto puede ser útil para ti si eres sensible a los fructanos o si te encuentras en la fase de eliminación y todavía no estás seguro de lo que detona tus síntomas.

Nutrición:
    Calorías: 229 kcal
    Grasas totales: 6 g
    Grasas saturadas: 0 g
    Colesterol: 0 mg
    Sodio: 0 mg
    Carbohidratos totales: 31 g
    Fibra: 0 g
    Azúcar: 4 g
    Proteína: 12 g

3. Papas curly bajas en FODMAP

Tiempo de preparación: 20 minutos
Tiempo de cocción: 25 minutos
Porciones: 4

Ingredientes:

- 1 pizca de hojuelas de chile seco
- 840 gramos de papa roja grande
- Sal y pimienta al gusto
- Una pizca de aceite de canola
- ½ cucharadita de paprika

Preparación:

Precalienta el horno a 200°C. Coloca papel absorbente en una bandeja para después. Lava y pela las papas, luego colócalas en una máquina que las corta en espirales hasta que tengas formadas varias papas en forma de rizos. Coloca los espirales de papa sobre el papel por unos minutos para que se absorba el exceso de humedad o puedes presionarlas ligeramente con el papel para secarlas. Cubre una bandeja para hornear con papel para hornear hasta que esté cubierta por completo, luego coloca encima las espirales secas de papa, asegurándote de dejar espacio suficiente entre cada papa. Rocía con un poco de aceite y luego sazona con sal, pimienta, paprika y las hojuelas de chile.

Muévelas un poco con cuidado para no romperlas, luego mete la bandeja al horno precalentado. Hornea por 20-25 minutos o hasta que los espirales estén tan crujientes como quieras. Retira y sirve calientes junto con un dip bajo en FODMAP.

. . .

NOTA: saca las papas del horno de vez en cuando para retirar las que ya estén listas antes de que se quemen. Dale la vuelta a las que lo necesiten antes de devolverlas al horno.

Nutrición:

Calorías: 185 kcal

Grasas totales: 2.7 g

Grasas saturadas: 0 g

Colesterol: 0 mg

Sodio: 0 mg

Carbohidratos totales: 36.9 g

Fibra: 0 g

Azúcar: 1.8 g

Proteína: 4.4 g

4. Ensalada de papa baja en FODMAP

    Tiempo de preparación: 20 minutos
    Tiempo de cocción: 25 minutos
    Porciones: 4

Ingredientes:

- ¼ de cucharada de pimienta negra
- 160 gramos de ejotes
- 1 cucharada de jugo de limón
- 4 huevos grandes
- ¼ de taza de mayonesa
- 1 pimiento rojo
- 3 cucharadas de cebollín picado fresco
- 1 pepino
- 800 gramos de papas
- 1 cucharada de mostaza de grano entero
- 3 cucharadas de cebolleta (solo la parte verde)

Preparación:

Lava bien las papas, pélalas y córtalas en cubos del tamaño de un bocado. Corta los ejotes en pequeños pedazos y aparta. Coloca las papas a un sartén grande o una olla y echa agua suficiente para cubrir las papas. Calienta a fuego medio hasta que hierva. Cubre la olla y disminuye la llama. Deja que se cocine por unos 15-20 minutos o hasta que las papas estén lo suficientemente suaves. Cuando hayan pasado unos 13-17 minutos de cocción, añade a las papas los ejotes y sigue cocinando el tiempo que falta (unos 2-3 minutos o hasta que los ejotes tengan un color brillante y estén suaves). Drena el agua y deja enfriar.

En otra olla pon agua a hervir, la suficiente para luego echar los huevos y dejar que se cocinen a fuego medio bajo por 10-12 minutos.

Cuando estén listos, retira los huevos y ponlos en un recipiente con agua fría para detener la cocción. Una vez que estén lo suficientemente fríos como para manejarlos, enjuágalos en agua fría una vez más, pélalos y córtalos en cubos.

Para preparar el pimiento y el pepino, lava y pela el pepino y luego corta en julianas (barritas) cortas; mientras que al pimiento hay que quitarle las semillas y cortarlo en cubos. Pica el cebollín y la parte verde de la cebolleta.

Para hacer el aderezo de la ensalada, echa la mayonesa, el jugo de limón, una pizca de pimienta negra y la mostaza en un recipiente mediano. Mezcla bien todos los ingredientes, de preferencia con una cuchara de madera.

En un recipiente grande para servir, coloca los huevos, papas, pimientos, ejotes, cebollín, cebolleta, pepinos y aderezo. Sazona con una pizca de sal y pimienta. Revuelve un poco para que todo quede bien combinado. Sirve y disfruta.

Nutrición:
Calorías: 327 kcal
Grasas totales: 11.2 g
Grasas saturadas: 0 g
Colesterol: 0 mg
Sodio: 0 mg
Carbohidratos totales: 44.4 g
Fibra: 0 g
Azúcar: 6.4 g
Proteína: 13.5 g

5. Enchiladas bajas en FODMAP
Tiempo de preparación: 40 minutos
Tiempo de cocción: 20 minutos
Porciones: 4

Ingredientes:
Para las enchiladas:

- 200 gramos de queso rallado
- 350 gramos de carne de res o vegetariana molida
- ½ cucharadita de paprika ahumada molida
- 2 pimientos rojos

- 12 tortillas de maíz
- 2 cucharadas de aceite de oliva

Para la salsa:

- 2 tazas de caldo de verduras
- 200 gramos de tomates cortados enlatados
- 2 cucharadas de aceite de oliva con infusión de ajo
- Una pizca de sal
- 70 gramos de pasta de tomate
- ¼ de cucharadita de comino molido
- ¼ de cucharadita de orégano
- 2 cucharadas de harina libre de gluten
- 2 cucharaditas (o menos) de chile en polvo
- 1 cucharada de maicena (para espesar)

Para servir:

- Cilantro fresco (opcional)
- Crema deslactosada
- Aguacate (no más de 30 gramos por porción)

Preparación:

Para la salsa, en una sartén mediana, echa las dos cucharadas de aceite de oliva con infusión de ajo y deja calentar a fuego medio. Añade las especias y dos cucharadas de harina libre de gluten. Revuelve bien. Agrega el caldo de verduras, los tomates enlatados y la pasta de tomate; revuelve utilizando una cuchara de madera y luego cubre hasta que hierva. Cuando haya burbujas, reduce el fuego y deja hervir a fuego lento por 10-15 minutos más. Añade la maicena, revuelve y deja cocinar por otros 3-5 minutos.

. . .

Para el relleno, en una sartén grande, echa dos cucharadas de aceite de oliva y deja calentar a fuego medio bajo. Pon a cocinar en el aceite la carne molida. Corta los pimientos y agrégalos a la sartén, sube la llama a fuego medio y cocina por unos 5-8 minutos, hasta que suelten un aroma agradable. Añade dos cucharadas de la salsa en la sartén, mezcla y sazona con sal, pimienta y paprika, luego apaga el fuego.

Para las enchiladas, precalienta el horno a 180°C. Echa unas cuantas cucharadas de salsa en el fondo de una cacerola mediana apta para el horno.

En una tortilla extendida sobre un plato, esparce una capa delgada de la salsa, luego añade la carne molida y un poco de queso rallado. Enrolla la tortilla como taco y coloca con cuidado en la cacerola, con el doblez hacia abajo. Repite este proceso hasta que la cacerola esté casi llena, a unos ¾ de la cacerola. Puedes poner los "tacos" uno junto a otro y uno sobre otro. Cubre las enchiladas con el resto de la salsa y espolvorea el resto del queso rallado encima. Con cuidado, coloca la cacerola en el horno sin agitarla demasiado. Deja que se horneen por 20-25 minutos. Retira del horno y deja que se enfríen por unos minutos.

Sirve cada porción con aguacate (no más de 30 gramos por porción), crema y, si quieres, cilantro fresco.

NOTA: si te cuesta trabajo enrollar las tortillas, no te desesperes, le pasa a cualquiera. La otra opción es que puedes poner la tortilla en la cacerola, rellenarla ahí y doblar a la mitad, luego meter las orillas en el plato o debajo de la enchilada anterior. Solo considera que, de esta manera, es más probable que se haga desorden a la hora de servir.

También, si lo sientes bien, puedes intentar hacer este platillo más picante al poner más chile en polvo o mezclar algún chile sin venas y picado con la salsa (cuidado a la hora de elegir la variedad para que no sea muy picante).

Nutrición:
Calorías: 392 kcal
Grasas totales: 18 g
Grasas saturadas: 0 g
Colesterol: 0 mg
Sodio: 0 mg
Carbohidratos totales: 23 g
Fibra: 0 g
Azúcar: 9 g
Proteína: 30 g

10

Cenas bajas en FODMAP

1. Alitas de pollo horneadas

TIEMPO DE PREPARACIÓN: 10 minutos
Tiempo de cocción: 55 minutos
Porciones: 4

Ingredientes:

- 1 kilogramo de alitas de pollo
- 1 cucharadita de salsa Worcestershire
- 2 cucharadas de mantequilla
- ¼ de taza de harina libre de gluten
- Pimienta
- Sal
- 1/3 de taza de salsa de pimiento de cayena, baja en FODMAP

Preparación:

Precalienta el horno a 200°C. Forra una bandeja con papel para hornear y dejar a un lado. En una bolsa resellable, añade la harina. Sazona el pollo con sal y pimienta y luego echa una pieza en la bolsa con harina, cierra y agita hasta que esté completamente cubierta la pieza. Coloca las piezas de pollo en la bandeja y hornea por 45 a 50 minutos. Cuando se haya cumplido la mitad del tiempo, dale la vuelta a las piezas y regresa al horno. Mientras se cocinan, en una pequeña sartén, mezcla la salsa Worcestershire, la mantequilla y la salsa de pimiento de cayena. Deja que hierva y retira del fuego. Dejar enfriar por completo. Colocar las alitas en un recipiente para servir cuando estén listas y bañar con la salsa. Mover para que quede bien cubierta cada pieza.

Nutrición:
Calorías: 534 kcal
Grasas totales: 23.9 g
Grasas saturadas: 8.5 g
Carbohidratos totales: 10.3 g
Fibra: 2.2 g
Azúcar: 1 g
Proteína: 2 g

2. Arroz con pollo bajo en FODMAP
Tiempo de preparación: 10 minutos
Tiempo de cocción: 22 minutos
Porciones: 4

Ingredientes:

- 2 tazas de caldo de pollo bajo en FODMAP
- Perejil (opcional)
- 2 cucharadas de aceite de oliva con infusión de ajo

- 1 paquete de muslos de pollo sin hueso y sin piel
- 1 taza de arroz blanco sin cocinar
- 2 cucharadas de sazonador italiano bajo en FODMAP
- 1 cucharada de jugo de limón recién exprimido

Preparación:

Echa el aceite de oliva en una sartén grande y calienta a fuego medio. Coloca los muslos de pollo en la sartén y fríe por unos 2 minutos de cada lado hasta que esté ligeramente dorado. Retirar de la sartén y dejar aparte. En la misma sartén, añadir el arroz, el jugo de limón, el caldo de pollo y el aderezo italiano. Revolver bien hasta que estén cien integrados. Coloca el pollo sobre el arroz, cubrir con la tapa de la sartén y dejar cocinar por 20 minutos a fuego medio o hasta que el líquido haya sido completamente absorbido por el arroz. Servir con perejil de adorno.

NOTA: si tu estufa tiene fuego muy intenso, lo mejor sería cocinar el arroz a fuego bajo para que no se queme. También debes evitar mover el arroz hasta que el líquido haya sido completamente absorbido, de lo contrario, se puede quemar. Si debes mezclar, no introduzcas la pala o cuchara hasta el fondo, sólo hasta la mitad y dale la vuelta al arroz. Repite este proceso hasta que hayas volteado toda la parte superior del arroz.

Nutrición:

Calorías: 433 kcal
Grasas totales: 13.9 g
Grasas saturadas: 0 g
Colesterol: 0 mg
Sodio: 0 mg
Carbohidratos totales: 41.9 g

Fibra: 0 g
Azúcar: 6.2 g
Proteína: 33 g

3. Pollo ácido bajo en FODMAP
Tiempo de preparación: 20 minutos
Tiempo de cocción: 15 minutos
Porciones: 3

Ingredientes:

- 2 cucharadas de azúcar
- 2 cucharadas de jugo de piña
- 2 rebanadas de piña, cortadas en cubos
- ½ pimiento verde
- 2 tazas de arroz blanco cocinado
- 2 cucharadas de cebollín fresco
- 2 pechugas de pollo cortadas en rebanadas delgadas
- 1 cucharada de vinagre de arroz blanco
- 2 cucharadas de aceite de oliva con infusión de ajo
- 2 cucharadas de kétchup baja en FODMAP
- 1 cucharada de harina de maíz (mezclada con 2 cucharadas de agua para hacer una pasta)

Preparación:

Echa una cucharada de aceite en una sartén grande, luego añade el pimiento y fríe hasta que estén ligeramente dorados. En un recipiente grande mezcla el arroz blanco, la ketchup, el jugo de piña, el vinagre y la azúcar. Revolver hasta integrar. Agrega la mezcla a los pimientos fritos y deja cocinar a fuego alto por 5-10 minutos. Echa la pasta de harina de maíz y mezcla bien hasta que todo esté bien integrado. Ahora añade la piña cortada y los pedazos de pechuga de pollo, mezcla y cocina por 3 minutos. Corta finamente el cebollín y rocíalo sobre el arroz. Tapa la mezcla y dejar cocinar por otros 3 minutos. Cuando esté listo, deja enfriar por un momento y luego sirve. También puedes almacenarlo en contenedores plásticos y refrigerarlo. Sólo necesitarías calentarlo en el microondas y listo.

Nutrición:
- Calorías: 251 kcal
- Grasas totales: 13.7 g
- Grasas saturadas: 0 g
- Colesterol: 0 mg
- Sodio: 0 mg
- Carbohidratos totales: 22 g
- Fibra: 0 g
- Azúcar: 3 g
- Proteína: 14.3 g

4. Muslos de pollo dijon
   Tiempo de preparación: 10 minutos
   Tiempo de cocción: 55 minutos
   Porciones: 4

Ingredientes:

- 4 cucharadas de jarabe de maple
- 2 cucharaditas de aceite de oliva
- 2 cucharadas de mostaza Dijon
- ¼ de taza de mostaza francesa
- 750 gramos de muslos de pollo, sin hueso y sin piel

Preparación:

Precalienta el horno a 190°C. En un recipiente, mezcla el jarabe de maple, el aceite de oliva, la mostaza Dijon y la mostaza francesa. Añade el pollo y revuelve bien para que el pollo quede bien cubierto con la mezcla de maple. Coloca las piezas de pollo en una bandeja y hornea unos 45 a 50 minutos. Sirve y disfruta.

Nutrición:

Calorías: 401 kcal
Grasas totales: 15.3 g
Grasas saturadas: 3.8 g
Colesterol: 0 mg
Sodio: 0 mg
Carbohidratos totales: 13.8 g
Fibra: 0.3 g

5. Pollo curry bajo en FODMAP

Tiempo de preparación: 10 minutos
Tiempo de cocción: 25 minutos
Porciones: 3

Ingredientes:

- ¼ cucharadita de sal
- 2 pechugas de pollo finamente picadas
- Un manojo de espinacas
- 300 gramos de tomates picados
- 1 cucharada de puré de albahaca
- 2 cucharadas de hierbas mixtas
- Una pizca de pimienta negra
- 1 cucharada de aceite de oliva con infusión de ajo

Preparación:

En un sartén grande echa el aceite y deja calentar por un minuto, más o menos, luego añade las pechugas de pollo y fríe hasta que estén bien cocinadas. Agrega los tomates cortados, el puré de albahaca, sal, pimienta y la mezcla de hierbas. Revuelve bien. Añade las espinacas, revuelve y deja cocinar hasta que estén suaves. Retira del fuego y deja enfriar. Sirve en tazones y disfruta

Nutrición:

Calorías: 290 kcal
Grasas totales: 12 g
Grasas saturadas: 0 g
Colesterol: 0 mg
Sodio: 0 mg
Carbohidratos totales: 10 g
Fibra: 0 g
Azúcar: 3 g
Proteína: 27 g

6. Sopa de puerro y papa baja en FODMAP
Tiempo de preparación: 10 minutos
Tiempo de cocción: 25 minutos
Porciones: 4

Ingredientes:

- 2 cucharadas de perejil fresco
- 1 cucharada de mantequilla sin sal
- ¼ de cucharadita de pimienta recién molida
- 1 taza de puerro finamente picado, sólo la parte verde

- 2 tazas de leche entera deslactosada
- 2 tazas de caldo de verduras bajo en FODMAP
- 3 papas amarillas medianas, peladas y cortadas en cubitos

Preparación:

Derrite la mantequilla en una sartén grande, luego añade el puerro y cocina a fuego medio por unos 10 minutos. Vierte una taza del caldo de verduras y deja que hierva (tardará unos 2 a 3 minutos). Echa el resto del caldo, las papas y el perejil. Revuelve bien y permite que hierva a fuego lento por unos 20 minutos o hasta que las papas estén suaves. Deja que los vegetales cocinados se enfríen un poco, luego licúa la mezcla. Añade la leche y licúa hasta integrar todo. Sirve con un poco de cilantro para adornar y disfruta.

Nutrición:

Calorías: 196 kcal
Grasas totales: 8 g
Grasas saturadas: 0 g
Colesterol: 0 mg
Sodio: 0 mg
Carbohidratos totales: 16 g
Fibra: 0 g
Azúcar: 7 g
Proteína: 18 g

7. Pollo con queso
   Tiempo de preparación: 15 minutos
   Tiempo de cocción: 20 minutos
   Porciones: 4

. . .

Ingredientes:

- 2 cucharaditas de aceite de oliva
- 3 cucharadas de puré de tomate
- 1/3 de taza de aceitunas sin hueso
- 1 ½ cucharadas de orégano seco
- 1 cucharada de aceite con infusión de ajo
- 1 zanahoria picada finamente
- 6 rebanadas de queso mozzarella
- 1 lata (425 gramos) de tomates picados
- 4 pechugas de pollo, sin hueso y sin piel
- 1 tallo de apio, no más de 6 centímetros, picado finamente

Preparación:

Sazona el pollo con sal y pimienta, y deja aparte. Engrasa una sartén con el aceite y calienta a fuego alto. Cocina el pollo en la sartén, 3 minutos de cada lado hasta que esté ligeramente dorado, luego pasa las piezas a un plato. Baja la llama a fuego bajo y añade más aceite.

Echa los vegetales a la sartén y cocina por 5 minutos. Revuelve constantemente. Cuando las verduras estén suaves, rocíalas con el aceite de infusión de ajo y cocina por unos segundos. Agrega los tomates hechos puré y revuelve con el orégano y las aceitunas. Deja que hierva por unos 5 minutos, moviendo ocasionalmente. Baja la llama y deja que hierva a fuego lento.

Precaliente una parrilla o el horno. Coloca las piezas de pollo en el puré y cocina por unos 10 minutos. Sazona al gusto. Pon las rebanadas de queso mozzarella sobre el pollo y la salsa, rocía con un poco de pimienta negra.

. . .

Pasa a la parrilla y deja el platillo ahí por 3 minutos para que se derrita el queso. Retira y sirve.

Nutrición:
    Calorías: 661 kcal
    Grasas totales: 35 g
    Grasas saturadas: 11 g
    Colesterol: 0 mg
    Sodio: 0 mg
    Carbohidratos totales: 14 g
    Fibra: 2.5 g
    Azúcar: 14 g
    Proteína: 71 g
    Sal: 0.3 g

8. Pollo estilo pub
    Tiempo de preparación: 10 minutos
    Tiempo de cocción: 30 minutos
    Porciones: 4

Ingredientes:

- 4 pechugas de pollo con hueso
- 1 cucharadita de albahaca seca
- 1 cucharadita de romero seco
- ½ cucharadita de polvo de mostaza
- ½ cucharadita de paprika
- ½ cucharadita de tomillo
- ¼ de cucharadita de semilla de apio
- 1/8 de cucharadita de comino molido
- 1/8 de cucharadita de pimiento de cayena

Preparación:
Precalienta el horno a 180°C y engrasa un refractario para horno.

Coloca todos los ingredientes en un recipiente y mezcla bien hasta que el pollo esté bien cubierto de todos los condimentos. Pasa el pollo al refractario y cúbrelo con aluminio para prevenir que el pollo se seque. Cocina por 30 minutos hasta que la temperatura interior del pollo llegue a los 96°C.

Nutrición:
Calorías: 502 kcal
Grasas totales: 26.9 g
Grasas saturadas: 7.7 g
Colesterol: 0 mg
Sodio: 190 mg
Carbohidratos totales: 0.5 g
Carbohidratos netos: 0.2 g
Fibra: 0.3 g
Azúcar: 0.05 g
Proteína: 60.6 g
Potasio: 656 mg

9. Brochetas de salmón
   Tiempo de preparación: 10 minutos
   Tiempo de cocción: 10 minutos
   Porciones: 4
   Ingredientes:

- 2 cucharadas de salsa de soya
- 1 ½ cucharadas de jarabe de maple
- 1 cucharadita de jengibre molido

- Jugo de 1 limón
- Ralladura de 1 limón
- 2 cucharaditas de aceite de oliva
- 1 cucharada de semillas de sésamo, tostadas
- 500 gramos de filetes de salmón, cortado en cubos pequeños

Preparación:

En un recipiente, mezcla el aceite de oliva, la salsa de soya, jugo y ralladura de limón, jarabe de maple y jengibre. Agrega el salmón y revuelve para que quede bien cubierto. Deja marinar por 10 minutos. Coloca los pedazos de salmón marinado en palitos de brocheta y ásalos por unos 8 a 10 minutos o hasta que esté bien cocinado. Rocía las brochetas con semillas de sésamo y sirve.

Nutrición:

Calorías: 211 kcal
Grasas totales: 10.5 g
Grasas saturadas: 1.5 g
Carbohidratos totales: 7.4 g
Fibra: 0.4 g
Azúcar: 4.8 g
Proteína: 23 g

10. Pollo al limón
    Tiempo de preparación: 10 minutos
    Tiempo de cocción: 4 horas
    Porciones: 4

. . .

La Dieta FODMAP Simplificada

Ingredientes:

- 1/8 de cucharadita de tomillo seco
- ¼ de cucharadita de albahaca seca
- ½ cucharadita de orégano seco
- 1 cucharadita de perejil seco
- 2 cucharadas de aceite de oliva
- 2 cucharadas de mantequilla
- 3 cucharadas de harina de arroz
- 1 cucharadita de sal
- ½ taza de jugo fresco de limón
- ¾ de taza de caldo de pollo, bajo en FODMAP
- 560 gramos de pechuga de pollo, sin piel, sin huesos y cortado en pedazos

Preparación:

En un recipiente cubre los pedazos de pollo con la harina. Calienta la mantequilla y el aceite de oliva en un sartén grande sobre fuego medio alto. Coloca las piezas de pollo en la sartén y cocina de cada lado hasta que estén doradas. Pasa el pollo a una olla de cocción lenta, rocía con el resto de los ingredientes. Tapa la olla y deja cocinar lentamente por 4 horas. Sirve y disfruta.

Nutrición:

Calorías: 423 kcal
Grasas totales: 23.9 g
Grasas saturadas: 7.9 g
Carbohidratos totales: 6.9 g
Fibra: 0.4 g
Azúcar: 0.8 g
Proteína: 42.7 g

11

Aperitivos bajos en FODMAP

1. Pepitas especiadas rostizadas

TIEMPO DE PREPARACIÓN: 5 minutos
Tiempo de cocción: 15 minutos
Porciones: 8

Ingredientes:

- 2 tazas de pepitas crudas
- 2 cucharaditas de aceite de ajo
- ½ cucharadita de sal de mar
- ½ cucharadita de comino molido
- ¼ cucharadita de cilantro molido
- ¼ de cucharadita de orégano seco
- ¼ de cucharadita de chile en polvo

Preparación:

Precalienta el horno a 160°C. Forra una bandeja con papel aluminio. En un recipiente grande, echa las pepitas, el aceite de ajo, la sal de mar, el comino, el cilantro, el orégano y el chile hasta que estén bien combinados. Esparce las pepitas en una sola capa en la bandeja preparada. Hornea por 15 minutos, removiendo ocasionalmente, hasta que las pepitas estén doradas.

NOTA: si eres sensible o alérgico a las nueces y/o semillas, esta receta puede ser demasiado para ti, así que evita esta receta. Pero puedes hacer mantequilla de pepita de calabaza al licuar las pepitas con un poco de aceite de canola o aceite extra virgen. Disfruta sobre pan tostado libre de gluten.

Nutrición:
Calorías: 1980 kcal
Grasas totales: 17 g
Grasas saturadas: 3 g
Colesterol: 0 mg
Sodio: 0 mg
Carbohidratos totales: 6 g
Fibra: 1 g
Azúcar: 0 g
Proteína: 9 g

2. Huevos a la diabla
Tiempo de preparación: 5 minutos
Tiempo de cocción: 15 minutos
Porciones: 6

Ingredientes:

- 6 huevos grandes
- ¼ de taza de mayonesa
- ½ cucharadita de sal de mar

- 2 cucharadas de cebollín fresco picado
- 2 cucharadas de mostaza Dijon
- ¼ de cucharadita de pimienta negra molida
- Una pizca de paprika

Preparación:

En una olla, a fuego alto, pon a hervir los huevos, dejando que el agua fría los cubra unos centímetros. Ya que haya hervido, apaga el fuego. Tapa la olla y deja reposar los huevos en el agua unos 14 minutos.

Pasado el tiempo, pasa los huevos a un recipiente con agua y hielo para detener la cocción. Pela los huevos y córtalos a la mitad. Con una cuchara pequeña, saca las yemas y ponlas en otro recipiente. Revuelve las yemas con la mayonesa, el cebollín, la mostaza Dijon, la sal y pimienta. Puedes usar un tenedor para ayudar a triturar las yemas. Vuelve a rellenar las claras con la mezcla de yemas. Espolvorea con paprika.

NOTA: si eres sensible a los ingredientes, puedes omitir la pimienta y la paprika. Reemplaza la mayonesa con la misma cantidad de yogur deslactosado, sin grasa y sin azúcar, o yogur de coco.

Nutrición:

Calorías: 114 kcal
Grasas totales: 9 g
Grasas saturadas: 2 g
Colesterol: 0 mg
Sodio: 0 mg
Carbohidratos totales: 3 g
Fibra: 0 g

Azúcar: 0 g
Proteína: 6 g

3. Nueces agridulces

Tiempo de preparación: 5 minutos
Tiempo de cocción: 20 minutos
Porciones: 8

Ingredientes:

- 2 tazas de nueces pecanas o de castilla
- ¼ de taza de azúcar morena
- 2 cucharadas de mantequilla sin sal, derretida
- 1 cucharadita de canela molida
- ½ cucharadita de sal de mar
- ¼ de cucharadita de pimienta dioica o de Tabasco
- 1/8 de cucharadita de pimiento de cayena

Preparación:
Precalienta el horno a 150°C. Forra una bandeja con papel aluminio y aparta. En un recipiente mediano, echa las nueces, la azúcar, la mantequilla, la canela, la sal, la pimienta de Tabasco y el pimiento de cayena.

Revuelve bien para que las nueces queden bien cubiertas y colócalas en la bandeja preparada anteriormente, en una sola capa. Hornear por 20 minutos o hasta que las nueces estén doradas. Dejar enfriar antes de almacenar.

Nutrición:
Calorías: 241 kcal

Grasas totales: 23 g
Grasas saturadas: 4 g
Colesterol: 0 mg
Sodio: 0 mg
Carbohidratos totales: 9 g
Fibra: 3 g
Azúcar: 0 g
Proteína: 3 g

4. Chips de papa horneada
   Tiempo de preparación: 15 minutos
   Tiempo de cocción: 30 minutos
   Porciones: 8

Ingredientes:

- 1 cucharadita de sal de mar
- 3 cucharadas de aceite de ajo
- 3 papas medianas, cortadas en barritas delgadas

Preparación:
Precalienta el horno a 200°C. Forra dos bandejas para horno con papel aluminio. En un recipiente mediano, mezcla las papas con el aceite y la sal, para que queden bien cubiertas. Esparce las papas en las bandejas. Hornea por 30 minutos hasta que las papas estén crujientes y doradas. Enfriar antes de almacenar.

NOTA: puedes reemplazar el aceite de ajo con aceite de oliva extra virgen.

· · ·

Nutrición:
- Calorías: 100 kcal
- Grasas totales: 5 g
- Grasas saturadas: 1 g
- Colesterol: 0 mg
- Sodio: 0 mg
- Carbohidratos totales: 13 g
- Fibra: 2 g
- Azúcar: 0 g
- Proteína: 1 g

5. Chips de kale y sésamo
    Tiempo de preparación: 10 minutos
    Tiempo de cocción: 1 hora
    Porciones: 6

Ingredientes:

- 2 cucharadas de aceite de ajo (puedes usar aceite de oliva extra virgen)
- ¼ de cucharadita de aceite de sésamo
- La ralladura de un limón
- ½ cucharadita de sal de mar
- ¼ de taza de semillas de sésamo, blanco o negro
- 1 manojo de kale, sin tallos, las hojas cortadas en pequeños pedazos

Preparación:
Precalienta el horno a 90°C. Forra dos bandejas con papel de aluminio. En un recipiente mediano, mezcla el kale, las semillas de sésamo, aceite de ajo, aceite de sésamo, ralladura de limón y la

sal. Esparce las hojas preparadas sobre las bandejas. Hornea por 30 minutos. Utiliza una espátula para darle la vuelta al kale. Sigue horneando por 25 minutos hasta que las hojas estén secas y crujientes. Enfriar antes de almacenar.

NOTA: El kale puede ser demasiado pesado para quienes padecen de IBS.

Nutrición:
Calorías: 69 kcal
Grasas totales: 6 g
Grasas saturadas: 1 g
Colesterol: 0 mg
Sodio: 0 mg
Carbohidratos totales: 4 g
Fibra: 1 g
Azúcar: 0 g
Proteína: 2 g

6. Dip de frijol blanco con romero
    Tiempo de preparación: 5 minutos
    Tiempo de cocción: 10 minutos
    Porciones: 10

Ingredientes:

- 1 diente de ajo, pelado
- 1 pizca de pimiento de cayena
- Pimienta fresca molida
- 2 cucharadas de aceite de oliva extra virgen
- 1 cucharadita de romero fresco picado

- 1 lata de frijoles blancos, enjuagados y escurridos
- 1 frasco de corazones de alcachofas marinadas, exprimidos

Preparación:

Licua todos los ingredientes, excepto a los corazones de alcachofa. Cuando esté suave, añade los corazones y licua hasta que quede revuelto, más no hecho puré.

Nutrición:

Calorías: 75 kcal
Grasas totales: 5 g
Grasas saturadas: 1 g
Colesterol: 0 mg
Sodio: 139 mg
Carbohidratos totales: 6 g
Fibra: 3 g
Azúcar: 0 g
Proteína: 2 g

7. Chips de tortilla horneada
   Tiempo de preparación: 5 minutos
   Tiempo de cocción: 20 minutos
   Porciones: 4

Ingredientes:

- 1 cucharada de aceite de canola o de girasol
- 4 tortillas integrales medianas
- 1/8 de cucharadita de sal en grano

Preparación:
Precalienta el horno a 180°C. Unta las tortillas con el aceite. Apílalas y corta en triángulos. Extiende las tortillas en una bandeja para hornear. Sazona con la sal. Hornea por 10 minutos, luego gira las tortillas y hornea por otros 3-5 minutos hasta que empiezan a dorar.

PARA MEJORAR EL SABOR: mezcla la sal con ½ cucharadita de comino y ½ cucharadita de chile en polvo. Utilizar para sazonar.

Nutrición:
Calorías: 194 kcal
Grasas totales: 11 g
Grasas saturadas: 2 g
Colesterol: 0 mg
Sodio: 347 mg
Carbohidratos totales: 20 g
Fibra: 4 g
Azúcar: 0 g
Proteína: 4 g

8. Bocados de pastel de zanahoria
    Tiempo de preparación: 10 minutos
    Tiempo de cocción: 0 minutos
    Porciones: 4

Ingredientes:

- 4 zanahorias bebés, peladas y picadas
- 1/8 de cucharadita de extracto de vainilla, libre de azúcar
- 1/3 de taza de coco rallado, sin endulzar
- 2 cucharadas de mantequilla de almendras, sin sal
- 1/8 de cucharadita de canela molida
- 1 cuchara de jara puro de maple
- 1/3 de taza de avena libre de gluten
- 1/8 de cucharadita de sal yodada

Preparación:
Limpia las zanahorias y pélalas. Corta en unos cuantos pedazos para luego licuarla hasta que sean pedazos pequeños. Aparta en un recipiente. Licúa el coco con la avena. Mezcla el coco y la avena licuada con las zanahorias, la mantequilla de almendras, el jarabe de maple, sal, vainilla y canela, hasta crear una masa espesa. Dale forma de esferas. Sirve y disfruta.

Nutrición:
Calorías: 111 kcal
Sodio: 88 mg
Carbohidratos totales: 11 g
Fibra: 2 g
Proteína: 2 g
Grasas: 9 g

9. Pudín de calabaza y cacahuate
    Tiempo de preparación: 10 minutos
    Tiempo de cocción: 0 minutos
    Porciones: 4

. . .

Ingredientes:

- 1/8 de cucharadita de nuez moscada molida
- ½ taza de cacahuates sin sal y sin tostar
- 1/8 de cucharadita de sal yodada
- 1/3 de taza de puré de calabaza
- ¼ de cucharadita de canela molida
- 1/8 de taza de jarabe puro de maple
- ¼ de taza de leche de almendra, sin endulzar
- ½ cucharada de aceite de coco, derretido
- 1/8 de cucharadita de clavo molido

Preparación:

Licúa todos los ingredientes por unos 3 minutos o hasta que estén bien incorporados. Sirve en platos o vasos pequeños.

Nutrición:

Calorías: 212 kcal
Grasas totales: 15 g
Sodio: 91 mg
Carbohidratos totales: 18 g
Fibra: 2 g
Proteína: 6 g

10. Pudín de arroz
    Tiempo de preparación: 5 minutos
    Tiempo de cocción: 20 minutos
    Porciones: 4

Ingredientes:

- 4 1/3 tazas de leche de almendra, sin endulzar
- 100 gramos de arroz integral
- 1 cucharada de azúcar morena
- 2 cucharadas de jarabe puro de maple

Preparación:
Calienta la leche en una olla a fuego alto. Cuando comience a burbujear, baja la llama a medio bajo y añade el arroz. Revuelve ligeramente para que el arroz quede bien cubierto. Añade la azúcar y disuelve por completo. Revuelve la mezcla frecuentemente por 20 minutos o hasta que espese. Sirve en platitos individuales y adereza con el jarabe de maíz.

Nutrición:
Calorías: 263 kcal
Grasas totales: 6 g
Sodio: 128 mg
Carbohidratos totales: 42 g
Fibra: 1 g
Proteína: 11 g

12

Ensaladas bajas en FODMAP

1. Ensalada ambrosía

TIEMPO DE PREPARACIÓN: 10 minutos
Tiempo de cocción: 0 minutos
Porciones: 4

Ingredientes:

- 1 pizca de nuez moscada molida
- 1 plátano maduro, picado
- 1 taza de fresas frescas picadas
- 1 lata (400 gramos) de piña en almíbar, drenada
- 1 lata (300 gramos) de naranjas mandarina en agua, drenadas
- 1 lata (400 gramos) de leche de coco, fría

Preparación:
Sin agitar, abre la lata de leche, y saca la crema de coco sólida

y ponla en un recipiente. Tira lo que queda del agua de coco. Bate la nuez moscada con la crema de coco. Añade las fresas, la piña, el plátano y las naranjas. Integra las frutas con la crema.

NOTAS: puedes reemplazar las naranjas con otro plátano, la piña con 1 taza de moras azules frescas. En el caso de que las fresas te caigan pesadas, omítelas.

Nutrición:
Calorías: 344 kcal
Grasas totales: 24 g
Grasas saturadas: 21 g
Colesterol: 0 mg
Sodio: 0 mg
Carbohidratos totales: 35 g
Fibra: 6 g
Azúcar: 0 g
Proteína: 4 g
2. Ensalada de espinaca tibia
Tiempo de preparación: 10 minutos
Tiempo de cocción: 10 minutos
Porciones: 4

Ingredientes:

- ½ cucharadita de sal de mar
- ¼ de taza de vinagre de vino tinto
- 1 cucharadita de aceite de ajo (o aceite de oliva extra virgen)
- 14 gramos de queso parmesano rallado
- 3 rebanadas de tocino, cortado en pequeños pedazos
- 2 cebolletas (sólo la parte verde), picadas

- ¼ de cucharadita de pimienta negra molida
- 6 tazas de espinacas baby, lavadas y escurridas

Preparación:

En un sartén a fuego medio, saltea el tocino hasta que quede crujiente. Retira el tocino, dejando la grasa liberada en la sartén. Añade a la sartén el aceite de ajo, la cebolleta, el vinagre, la sal y la pimienta.

Dejar hervir a fuego lento por 5 minutos, moviendo ocasionalmente, hasta que la cebolleta esté suave. En un recipiente grande, echa la espinaca, el queso parmesano y el tocino crujiente. Rocía las espinacas con el aderezo caliente y mueve ligeramente para combinar.

Servir inmediatamente.

Nutrición:

Calorías: 153 kcal
Grasas totales: 11 g
Grasas saturadas: 4 g
Colesterol: 0 mg
Sodio: 0 mg
Carbohidratos totales: 3 g
Fibra: 1 g
Azúcar: 0 g
Proteína: 10 g

3. Ensalada italiana
    Tiempo de preparación: 10 minutos
    Tiempo de cocción: 0 minutos

Porciones: 4

Ingredientes:

- 4 tazas de lechuga romanita picada
- 1 calabacita italiana, picada
- 8 tomates cherry, cortados a la mitad
- 1 taza de aceitunas negras, cortadas a la mitad
- ¼ de taza de vinagreta italiana balsámica

Preparación:
En un recipiente, revuelve todos los ingredientes y rocía con la vinagreta.

CONSEJO DE SUSTITUCIÓN: puedes añadir pollo precocinado picado para que sea una comida completa. En caso de padecer reflujo, omitir los tomates.

Nutrición:
Calorías: 158 kcal
Grasas totales: 10 g
Grasas saturadas: 2 g
Colesterol: 0 mg
Sodio: 433 mg
Carbohidratos totales: 16 g
Fibra: 5 g
Azúcar: 0 g
Proteína: 3 g

. . .

4. Ensalada caprese
Tiempo de preparación: 10 minutos
Tiempo de cocción: 0 minutos
Porciones: 4

Ingredientes:

- 2 tazas de lechuga romanita en pedazos
- 20 tomates cherry, cortados a la mitad
- 140 gramos de queso mozzarella rallado
- ¼ taza de vinagreta italiana balsámica
- ¼ de taza de hojas de albahaca, picadas

Preparación:
En un recipiente, combina todos los ingredientes y adereza con la vinagreta.

CONSEJO: en caso de reflujo, reemplaza los tomates con ½ taza de aceitunas negras.

Nutrición:
Calorías: 265 kcal
Grasas totales: 1 g
Grasas saturadas: 5 g
Colesterol: 0 mg
Sodio: 202 mg
Carbohidratos totales: 26 g
Fibra: 8 g
Azúcar: 0 g
Proteína: 14 g

5. Ensalada de frutas
   Tiempo de preparación: 10 minutos
   Tiempo de cocción: 0 minutos
   Porciones: 4

Ingredientes:

- 6 clementinas, en gajos (en caso de reflujo, usar 2 tazas de melón picado)
- 2 tazas de fresas picadas
- Un puñado de moras azules
- 2 plátanos, rebanados

Preparación:
Combinar todos los ingredientes.

Nutrición:
Calorías: 133 kcal
Grasas totales: <1 g
Grasas saturadas: 0 g
Colesterol: 0 mg
Sodio: 2 mg
Carbohidratos totales: 34 g
Fibra: 5 g
Azúcar: 0 g
Proteína: 2 g

6. Ensalada de vegetales rostizados

Tiempo de preparación: 10 minutos
Tiempo de cocción: 45 minutos
Porciones: 4

Ingredientes:

- 4 zanahorias, picadas
- 4 papas rojas, cortadas en cubitos
- 1 bulbo de hinojo, cortado en cubitos
- 2 cucharadas de aceite de oliva extra virgen
- ¼ de taza de vinagreta de limón

Preparación:
Precalienta el horno a 200°C. Forra dos bandejas con papel aluminio. En un recipiente grande, mezcla todos los ingredientes, menos la vinagreta. Esparce los vegetales en las bandejas. Hornea por 45 minutos, moviendo ocasionalmente, hasta que las verduras estén doradas. Dejar enfriar. Aderezar con la vinagreta.

Nutrición:
Calorías: 342 kcal
Grasas totales: 15 g
Grasas saturadas: 3 g
Colesterol: 0 mg
Sodio: 85 mg
Carbohidratos totales: 49 g
Fibra: 8 g
Azúcar: 0 g
Proteína: 6 g

. . .

7. Ensalada cremosa de col

Tiempo de preparación: 15 minutos
Tiempo de cocción: 0 minutos
Porciones: 4

Ingredientes:

- 4 cebolletas (sólo la parte verde) picadas
- 2 zanahorias ralladas
- ¼ de taza de mayonesa baja en FODMAP
- 1 cucharada de vinagre de sidra de manzana
- ¼ de cucharadita de mostaza molida
- ½ de cucharadita de sal de mar
- ¼ de cucharadita de pimienta negra molida
- 1 cabeza de col verde, picada

Preparación:
Combina la col, la cebolleta y las zanahorias.

En otro recipiente pequeño, bate la mayonesa, el vinagre, la mostaza, la sal y la pimienta. Añade el aderezo a las verduras.

CONSEJO DE SUSTITUCIÓN: en caso de reflujo, omitir la pimienta y el vinagre, y reemplaza con la ralladura de una naranja. También puedes añadir pollo para que sea una comida completa.

Nutrición:
Calorías: 121 kcal

Grasas totales: 5 g
Grasas saturadas: <1 g
Colesterol: 0 mg
Sodio: 394 mg
Carbohidratos totales: 18 g
Fibra: 6 g
Azúcar: 0 g
Proteína: 3 g

8. Ensalada de papa baja en FODMAP
Tiempo de preparación: 5 minutos
Tiempo de cocción: 10 minutos
Porciones: 2

Ingredientes:

- 5 papas medianas
- 5 rebanadas de tocino
- 2 gotas de vinagre balsámico
- 2 gotas de aceite de oliva
- Menta picada para servir
- Sal y pimienta para sazonar

Preparación:

Hierve las papas por 10 minutos o hasta que estén suaves. Escurre y pela. Mientras tanto, fríe el tocino por 3 minutos hasta que esté crujiente. Tritura. Rebana las papas y coloca en un bowl. Sazona con vinagre balsámico, aceite de oliva, sal y pimienta. Adorna con menta.

Nutrición:
Calorías: 833 kcal

Grasas totales: 26.2 g
Grasas saturadas: 0.1 g
Sodio: 331 mg
Carbohidratos totales: 74.9 g
Carbohidratos netos: 65.6 g
Fibra: 9.4 g
Azúcar: 3.8 g
Proteína: 16.7 g

9. Ensalada de tomate con ejotes
   Tiempo de preparación: 10 minutos
   Tiempo de cocción: 5 minutos
   Porciones: 4

Ingredientes:

- 1/3 de taza de albahaca picada
- 2 tazas de tomate Cherry, cortados a la mitad
- 450 gramos de ejotes, cortados y picados
- 3 cucharadas de aceite de oliva
- ½ cucharadita de orégano
- 2 cucharadas de jugo de limón
- ½ cucharadita de sal de mar

Preparación:

Hierve agua en una olla grande, cuando empiece a burbujear, añade los ejotes y cocina por 5 minutos. Cuando estén cocidos, escurre los ejotes y pásalos a un recipiente. Agrega albahaca y tomates a los ejotes y mezcla bien. En un pequeño recipiente aparte, mezcla el aceite, el orégano, el jugo de limón y la sal, luego échalo sobre la ensalada.

Nutrición:
Calorías: 144 kcal
Grasas totales: 10.9 g
Grasas saturadas: 1.6 g
Carbohidratos totales: 11.9 g
Fibra: 5.1 g
Azúcar: 4.1 g

10. Ensalada de quinoa sencilla
    Tiempo de preparación: 5 minutos
    Tiempo de cocción: 10 minutos
    Porciones: 4

Ingredientes:

- 1 taza de quinoa
- 3 cucharadas de queso feta, despedazado
- ¼ de taza de pepino, picado
- ½ taza de tomates, picados
- Sal y pimienta

Preparación:
Prepara la quinoa de acuerdo a las instrucciones del paquete y coloca en un recipiente. Añade los demás ingredientes y revuelve.

Nutrición:
Calorías: 180 kcal
Grasas totales: 4.1 g
Grasas saturadas: 1.4 g
Carbohidratos totales: 28.7 g

Fibra: 3.3 g
Azúcar: 1 g
Proteína: 7.2 g

11. Ensalada de atún
    Tiempo de preparación: 5 minutos
    Tiempo de cocción: 5 minutos
    Porciones: 6

Ingredientes:

- 2 latas de atún
- ½ cucharadita de eneldo seco
- 1 ½ cucharaditas de jugo de limón
- 2/3 de taza de mayonesa
- ¾ de taza de pepino, picado
- Pimienta

Preparación:
Drena el agua del atún. Mezcla todos los ingredientes en un recipiente y sirve.

Nutrición:
Calorías: 215 kcal
Grasas totales: 13.5 g
Grasas saturadas: 2.3 g
Carbohidratos totales: 6.8 g
Fibra: 0.1 g
Azúcar: 1.9 g
Proteína: 16.1 g

13

Postres bajos en FODMAP

1. Natilla de coco con salsa de moras

TIEMPO DE PREPARACIÓN: 5 minutos
Tiempo de cocción: 10 minutos
Porciones: 4

Ingredientes:

- 2 tazas de leche entera de coco enlatada
- ¾ de taza de azúcar
- Una pizca de sal
- 3 cucharadas de maicena
- 3 cucharadas de agua
- El jugo de 1 naranja
- ½ taza de moras azules frescas
- ½ taza de frambuesas frescas

Preparación:

En una olla mediana a fuego medio alto, vierte la leche de coco, ½ taza de azúcar y la sal de mar. Revuelve hasta que hierva. En un recipiente pequeño, integra la maicena con el agua, luego vierte lentamente a la olla, mientras bates constantemente. Sigue cocinando, batiendo constantemente, por 1 o 2 minutos hasta que espese. Sirve en partes iguales en recipientes individuales y refrigera.

En una olla, calienta a fuego medio el ¼ de taza de azúcar que queda, el jugo de naranja, las moras azules y las frambuesas, moviendo constantemente. Baja la llama y deja hervir a fuego bajo por unos 4 minutos, moviendo de vez en cuando, hasta que la salsa espese.

Puedes servir el pudin con la salsa fría o caliente.

Nutrición:
Calorías: 465 kcal
Grasas totales: 29 g
Grasas saturadas: 25 g
Colesterol: 0 mg
Sodio: 0 mg
Carbohidratos totales: 56 g
Fibra: 4 g
Azúcar: 0 g
Proteína: 3 g

2. Pudín de chocolate
Tiempo de preparación: 5 minutos
Tiempo de cocción: 10 minutos
Porciones: 4

Ingredientes:

- 2 ¾ tazas de leche de arroz sin azúcar
- ¼ taza de chocolate en polvo sin azúcar
- ½ taza de azúcar
- ¼ de taza de maicena
- Pizca de sal de mar
- 1 cucharadita de extracto de vainilla

Preparación:

En una olla mediana, bate la leche de arroz con el chocolate en polvo, azúcar, maicena y sal de mar. A fuego medio, deja que la mezcla hierva, moviendo constantemente, hasta que la mezcla espese. Retira de la olla, añade la vainilla y revuelve. Deja enfriar antes de servir.

Nutrición:

Calorías: 222 kcal
Grasas totales: 2 g
Grasas saturadas: 1 g
Colesterol: 0 mg
Sodio: 0 mg
Carbohidratos totales: 52 g
Fibra: 2 g
Azúcar: 0 g
Proteína: 1 g

3. Galletas de mantequilla de maní con chispas de chocolate
   Tiempo de preparación: 5 minutos

Tiempo de cocción: 10 minutos
Porciones: 18

Ingredientes:

- 1 taza de mantequilla de maní
- ½ taza de azúcar granulada
- ½ taza de azúcar morena
- 1 huevo grande, batido
- 1 cucharadita de extracto de vainilla
- Una pizca de sal de mar
- 1 taza de chispas de chocolate oscuro

Preparación:
Precalienta el horno a 180°C. Forra una bandeja para horno con papel aluminio. En un recipiente mediano, mezcla la mantequilla de maní, azúcar granulada, azúcar morena, huevo, vainilla y sal hasta que esté bien combinado. Añade las chispas de chocolate e integra. Coloca pequeñas porciones de la masa en la bandeja, dejando espacio suficiente entre cada una. Deberías tener 18 porciones. Hornea 10 minutos hasta que estén doradas.

Nutrición:
Calorías: 156 kcal
Grasas totales: 9 g
Grasas saturadas: <3 g
Carbohidratos totales: 17 g
Fibra: <1 g
Azúcar: 0 g
Proteína: 4 g

. . .

4. Granizado de lima-limón

Tiempo de preparación: 10 minutos
Tiempo de cocción: 5 minutos
Porciones: 4

Ingredientes:

- 1 taza de agua
- 1 taza de azúcar
- Ralladura de 1 lima
- Jugo de 1 lima
- Ralladura de 2 limones
- Jugo de 2 limones grandes

Preparación:

En una olla grande, calienta todos los ingredientes a fuego alto, revolviendo hasta que se disuelva la azúcar. Retira del fuego y deja enfriar por 15 minutos. Cuela la mezcla con un colador fino y deja caer en un recipiente para pan. Congela, destapado, por 1 hora.

Raspa con un tenedor. Congela por otra hora y vuelve a raspar. Repite hasta que todo el líquido se haya congelado y parezca nieve.

Nutrición:

Calorías: 195 kcal
Grasas totales: <1 g
Grasas saturadas: 0 g
Colesterol: 0 mg

Sodio: 0 mg
Carbohidratos totales: 51 g
Fibra: 0 g
Azúcar: 0 g
Proteína: <1 g

5. Latte de calabaza y cúrcuma
   Tiempo de preparación: 5 minutos
   Tiempo de cocción: 10 minutos
   Porciones: 1

Ingredientes:

- 1 cucharadita de extracto de vainilla
- 1 cucharadita de azúcar
- ½ cucharadita de cúrcuma molida
- 1 taza de leche 1%
- ¼ taza de puré de calabaza enlatado
- ½ taza de café espresso preparado
- ½ cucharadita de canela molida, más si es necesario

Preparación:
Combina el espresso, la calabaza, la vainilla, el azúcar, la cúrcuma y la canela en un sartén a fuego medio. Mueve ocasionalmente. Calienta la leche a fuego bajo en una olla aparte. Cuando esté tibia, bate vigorosamente a mano, con licuadora o con batidora para que quede espumosa. En un vaso sirve la mezcla caliente de café y encima vierte la leche espumosa. Espolvorea canela sobre la espuma, si lo deseas.

. . .

Nutrición:
Calorías: 169 kcal
Grasas totales: 3 g
Grasas saturadas: 2 g
Colesterol: 12 mg
Sodio: 128 mg
Carbohidratos totales: 26 g
Fibra: 3 g
Azúcar: 5 g
Proteína: 9 g

6. Chocolate oscuro caliente
   Tiempo de preparación: 5 minutos
   Tiempo de cocción: 5 minutos
   Porciones: 2

Ingredientes:

- 1 ¾ tazas de leche de soya de vainilla
- 30 gramos de chocolate oscuro (70% de cacao o más) partido en pedacitos

Preparación:
Pon a hervir la leche a fuego medio alto y añade el chocolate. Cuando la leche comience a burbujear, baja la llama. Bate hasta que el chocolate se derrita y se incorpore por completo.

Nutrición:
Calorías: 149 kcal
Grasas totales: 8 g

Grasas saturadas: 3 g
Colesterol: 0 mg
Sodio: 105 mg
Carbohidratos totales: 14 g
Fibra: 2 g
Azúcar: 5 g
Proteína: 6 g

7. Mezcla de chocolate oscuro y cereza
Tiempo de preparación: 5 minutos
Tiempo de cocción: 0 minutos
Porciones: 3

Ingredientes:

- 1 taza de almendras sin sal
- 2/3 de taza de cerezas secas
- ½ taza de nueces de castilla
- ½ taza de garbanzos tostados con canela
- ¼ de taza de chispas de chocolate oscuro

Preparación:
Combina todos los ingredientes y almacena en un recipiente sellado. Almacena a temperatura ambiente hasta por una semana o en el congelador hasta por 3 meses.

Nutrición:
Calorías: 174 kcal
Grasas totales: 12 g
Grasas saturadas: 2 g

Colesterol: 0 mg
Sodio: 18 mg
Carbohidratos totales: 16 g
Fibra: 4 g
Azúcar: 7 g
Proteína: 5 g

8. Bocaditos de energía
   Tiempo de preparación: 30 minutos
   Tiempo de cocción: 0 minutos
   Porciones: 30

Ingredientes:

- 1 taza de avena
- ¾ de taza de nueces de castilla trituradas
- ½ taza de mantequilla de maní natural
- ½ taza de semillas de linaza molidas
- ¼ de taza de miel
- ¼ de taza de arándanos secos

Preparación:

Combina todos los ingredientes. Refrigera por 10 o 20 minutos para que sea más fácil de manejar. Amasa esferas de unos 2 centímetros. Almacena en el refrigerador o en el congelador.

Nutrición:
Calorías: 174 kcal
Grasas totales: 10 g
Grasas saturadas: 1 g

Colesterol: 0 mg
Sodio: 43 mg
Carbohidratos totales: 17 g
Fibra: 3 g
Azúcar: 7 g
Proteína: 5 g

Conclusión

Para poder resolver nuestros problemas gastrointestinales, es importante seguir rigurosamente la dieta; esto no es fácil, pero es necesario si quieres lograr los cambios positivos que se encuentran del otro lado.

Recuerda que debes realizar la dieta por al menos seis semanas, restringiendo todos los alimentos FODMAP, luego de eso puedes comenzar a integrar los alimentos poco a poco. Por supuesto, es igual de importante respetar las cantidades.

Nuestro bienestar intestinal y estomacal son esenciales para tener una buena calidad de vida.

La sensibilidad a los FODMAP es algo que puede ser realmente molesto y afectar tu estilo de vida al punto de no dejarte disfrutar. Una de las mejores cosas que puedes hacer por tu salud, sin duda alguna, es cuidar tu alimentación.

. . .

Si ya has visitado muchos médicos y ya has intentado con muchos remedios y recetas, este régimen de dieta puede ser lo que necesites para por fin encontrar una solución para llevar una alimentación nutritiva, deliciosa y que no detone tus malestares intestinales.

En la actualidad, cada vez hay más productos bajos en FODMAP disponibles fácilmente a nuestro alcance y amigables con los que tienen otros tipos de padecimientos o preferencias de dieta específicas, por lo que es posible encontrar muchos de los ingredientes mencionados y más opciones aptas para ti. Sólo recuerda leer con mucha atención las etiquetas de los productos alimenticios para asegurarte de que sean bajos en FODMAP. Con todos los consejos de este libro y el programa de dieta que se encuentra en estas páginas, podrás llevar una vida satisfactoria y libre de los síntomas negativos gastrointestinales.

CPSIA information can be obtained
at www.ICGtesting.com
Printed in the USA
LVHW051520180422
716475LV00008B/489